作者／ 蕭慎行

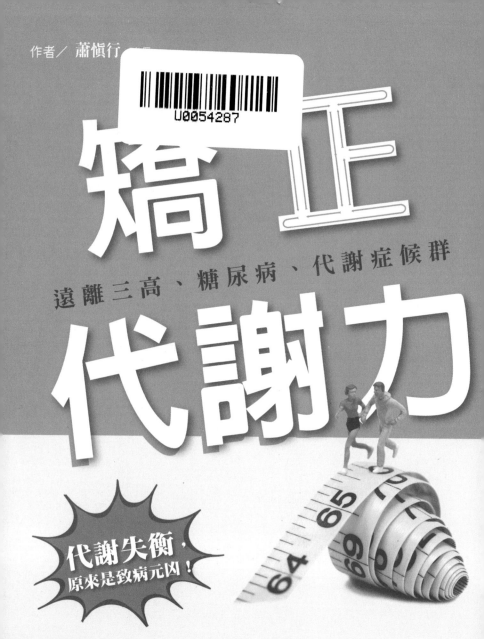

矯正代謝力

遠離三高、糖尿病、代謝症候群

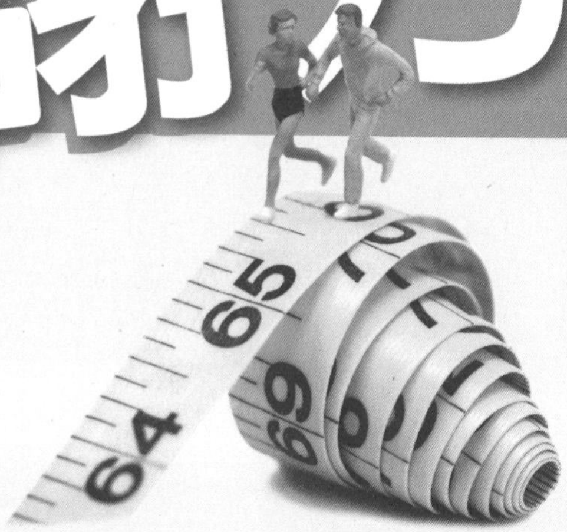

代謝失衡，
原來是致病元凶！

Correct Metabolic Syndrome

轉化體質、平衡胰島素、改善肥胖、慢性病、致命癌

以「疏通」取代傳統「對抗」觀念，身體平衡了，健康無病沒煩惱

Chapter 1

危險！高胰島素恐致命，肥胖沒有你想的那麼簡單！

你不能不知道，癌症、心臟疾病、腦血管疾病、糖尿病、高血壓、腎病變，很可能都是因為代謝失序所引爆一連串問題，關於造成代謝疾病的關鍵，還是來自於人們吃得太多、動得太少了！

目錄 Contents

Chapter 2

STOP，胰島素風暴！
別讓糖尿病、腦心血管疾病和癌症纏身

代謝疾病的可怕之處，在於發病之前，幾乎完全沒有徵兆。一旦發病就變得相當嚴重，甚至瞬間奪命，唯有胰島素平衡，才能平息這場致病風暴。

Chapter 3

減醣自癒力，打造好體質，遠離代謝症候群！

「矯正代謝5.0」Update 計劃的理論：逆轉雪球滾動的方向，讓它越滾越小，最後讓整個胰島素風暴完全消失，身體的代謝恢復正常。代謝正常後，你就不會再輕易復胖了。健康人瑞之所以享有一輩子「長壽養生」的祕訣，就是他們的代謝很正常。

目錄 *Contents*

附錄

矯正代謝力

健康是自己的責任，家人的健康，更要從自己做起。
「讓我們一起變幸福吧！」健康不能等待，請放棄任何理由，從現在起開始關心自己的代謝問題，關心家人和周圍朋友的過重和肥胖危機。
唯有代謝平衡，自然能找回健康與自信！

前言

代謝問題併發症，
從源頭一次通通 OUT ！

若是能夠找出代謝疾病的真正病因，也許可以對於現今醫療體系做出一點貢獻，讓大眾找回真正的健康。

癌症、腦心血管疾病、糖尿病等三大慢性病，分別佔據最高死亡率的前幾名，而且這三項重大慢性病通通都屬於**「肥胖併發症」**！

為何過重或肥胖者容易出現這樣的健康問題？因為這些慢性病，正是「胰島素風暴」一路不停傷害的結果！

小心，你只是看起來健康！

現今的飲食型態導致每個人的血中胰島素都太高，幾乎每個人都患有「食癮現象」，代謝已然全面失調，大家只是「看起來似乎很健康」！

因此，我採用了一項測試方法來加以驗證，制定正常值是取樣一千個「正常人」的數據，取出百分之九十五的分布率來定為正常值，問題是取樣的對象，每個人普遍胰島素都太高的情況下，正常值才會標定為三．〇至二十五．〇 mU/L。

依照觀察結果，空腹胰島素若為二十五．〇已經屬於代謝症候群患者（或超級肥胖者）的標準了。（現在四十歲以上，可說已有一半以上的人口，都是代謝症候群患者，但這些人都是真的健康嗎？）

依照數據結果顯示：只要血中胰島素調降到三·○至五·○之間，根本就不會有食癮，更不會與肥胖、代謝症候群、糖尿病、腦心血管疾病、大腸癌、乳癌等扯上關係！

這也是我持續倡導「矯正代謝5.0」Update計劃的原因，呼籲民眾努力追求這項目標，進而保障自己的健康。同時透過現身說法，長期的空腹胰島素都控制在五·○上下，每次檢查無論血糖、糖化血色素、血脂肪（包含CHO、TG、HDL、LDL）、肝功能、腎功能等，都維持在正常值以內。（我常說：全部都是一片海藍藍！）

治本之道，從「病因端」源頭切入

現代醫學是從「疾病端」來看問題，我則傾向從「病因端」著手研究。

如今的醫學相關研究已經證實：無論過度飲食、肥胖、血管硬化、血糖失調，甚至大腸癌、乳癌等問題，都是源於「胰島素血症」的長期影響。

在此之前，無論任何的診斷或治療，其實都只是在「治標」，如同感冒治療咳嗽、流鼻水一般，皆非「治本之道」，這也是現代醫學對於代謝疾病（慢性病）的醫療有很大無力感的主因。

如今，若是能夠找出代謝疾病的真正主因，也許可以對於現今醫療體系做出一點貢獻，同時讓大眾找回真正的健康，以下提供一些建議：

◆空腹胰島素檢查，全面開放

空腹胰島素的數據，有助於瞭解代謝疾病的控制情況。

此項檢查結果可以協助診斷第一型糖尿病，或是延遲型自體免疫糖尿病，有助於胰島素注射治療的監控（動物實驗顯示，注射胰島素會馬上引發胰島素阻抗，注射胰島素實在有必要更嚴密監控），進而預測代謝疾病的危險性，例如：心肌梗塞或腦中風的發病危險性，或是疾病再發的危險性等。

這麼重要的檢查項目，應該全面列入醫院檢驗項目當中。

◆空腹胰島素，最佳的健康指標

由於現代人胰島素都過高，每個人都不曾體會何謂「健康的感覺」，根據個人親身經驗，只要空腹胰島素降到五．〇，就會瞭解何謂「健康的感覺」！

胰島素平衡之後，不僅飲食自然變得清淡許多，享受七分飽的輕盈感，也不容易飢餓，而且開始喜歡運動，正是因為身體脂肪可以順利燃燒利用，身體的能量庫存（ATP Pool）很充分，體力和狀態都顯得十分良好，更棒的是，所有的抽血檢查結果都是一片「藍色」。

根據研究結果推論，**空腹胰島素可以作為一種最佳的健康指標，幾乎等同於一個人的健康狀態**，越低（但不能低於三．〇以下），越健康；越高，則越不健康。

當胰島素平衡了，無論飲食型態或生活型態都會轉往健康的方向發展，離代謝疾病會越來越遠。相反地，一旦胰島素越高，飲食與生活型態會越來越差，越容易罹患代謝疾病。期待將來有一天能看到醫學界教育民眾「胰島素五．〇才健康」！

預防醫學，健康的超前部署

現代醫學是「治病醫學」，現在的檢查項目都是「疾病指標」，透過空腹胰島素的檢查，是否可以逐步把醫學導向「健康醫學」的方向？也許可以作為一種期待。

除了空腹胰島素的指標外，或許將來還可以加入更多的健康指標，來協助民眾瞭解自己的身體狀態，如果有一天，醫師除了「看病」以外，還可以「看健康」，豈非民眾最大的福氣！

在漫長的研究歲月裡，沒有龐大的經費，也沒有機構支持，研究的又是一個全新的議題，當時能夠參考的資料非常有限，過程實在艱辛。猶記得當時只為了「胰島素過高」的議題，還曾經跟好幾位醫師爭辯過，他們當時都堅持：「胰島素只會過低（第一型糖尿病），怎麼會過高？」

其中一位好友（榮總新陳代謝科的李天行醫師，目前於淡水竹圍執業），也曾就相同議題與我爭辯過，後來有一天他跟我說：「我終於瞭解你在講什麼了！」

也非常感謝他，後來出版的幾本新書都由他擔任義務編審。

如今陸續讀到許多國內外專家也提出相同看法，尤其看到以「高胰島素血症」為題的相關研究論文如此之多，這些論文的結論幾乎與我的研究結果不謀而合，也算是得到一份認同，衷心感激。

透過這本新書《矯正代謝力：遠離三高、糖尿病、代謝症候群》，作為一份日常飲食與健康管理的提醒，更希望在不久的將來，能夠看到胰島素被列入醫學檢驗的常規檢查項目，更希望國內能夠進行更大規模的胰島素研究，並把研究成果應用到**代謝疾病與代謝症候群的防治工作**上，或能更加積極地朝向「預防醫學」健康促進的道路，造福群眾，找回幸福圓滿的人生。

聲明

關於本書分享的健康衛教、代謝問題、矯正建議等，僅供評估參考，達到預防為先，防病於未然。

由於每個人的體質和狀況皆不同，在進行任何療程方案、飲食和復健運動之前，最好先諮詢專業醫療人員。

若身體已有明顯病兆，特別是代謝症候群的相關病變，應積極尋求相關科別的醫師、營養師等，才能對症而解，找回身體的平安與健康。

Chapter 1

危險！
高胰島素恐致命，
肥胖沒有你想的那麼簡單！

你不能不知道，癌症、心臟疾病、腦血管疾病、糖尿病、高血壓、腎病變，很可能都是因為代謝失序所引爆的一連串問題，關於造成代謝疾病的關鍵，還是來自於人們吃得太多、動得太少了！

高GI飲食的結果，導致血中胰島素過高，造成高胰島素血症，進一步讓身體產生「食癮現象」，不知不覺就越吃越多，引發後續一連串的胰島素風暴。

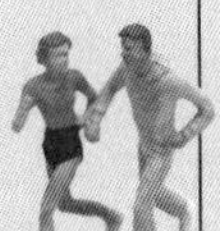

01

當心**遏止新陳代謝**的幕後黑手！

衛福部每年公布國人「十大死因」，竟有高達六種與「代謝失衡」息息相關！

衛福部每年公布國人「十大死因」，近期公告二〇一九的「死因排行榜」依序是——癌症、心臟疾病、肺炎、腦血管疾病、糖尿病、事故傷害、慢性下呼吸道疾病、高血壓性疾病、腎炎、腎病症候群及腎病變、慢性肝病及肝硬化等。

癌症持續三十八年都位居首位，威脅著人們的健康，值得人們好好警醒，然而不容忽視的是，當中竟有高達六種與「代謝失衡」息息相關！

代謝失衡，竟成萬病之源？

你不能不知道，**癌症**、**心臟疾病**、**腦血管疾病**、**糖尿病**、**高血壓**、**腎病變**等，很可能都是因為新陳代謝失序所引爆的一連串問題，關於造成代謝疾病的關鍵，還是來自於人們吃得太多、動得太少了！

現代複雜多樣的飲食環境，相較於古代人而言，恐怕是絕無僅有且難以想像。有沒有發現，常常還沒到吃飯時間，肚子就已經咕嚕咕嚕叫？整天都在吃、吃、吃，除了三餐，還要喝下午茶、宵夜，以及各式各樣油炸或爆漿的點心，但是為什麼我們還是吃不飽？

無法節制的飲食，似乎步步帶我們朝向「三高」發展（高糖、高脂、高熱量），

在人類漫長的歷史當中，從來不曾創造如此「超高熱量」的飲食環境，正因為美食饕客已經無法滿足於清淡的「低熱量」飲食，絕大部分的人沉迷於更高的熱量。

人類每日所消耗的牛奶、起司、肉類、蛋、白糖等，已經難以估算——年輕人聚會，桌上滿滿的蜜糖吐司、下午茶甜點等；上班族應酬、餐敘選擇麻辣鍋、壽喜燒，毫不忌口地大吃大喝；以前初一、十五拜拜才能享用的大魚、大肉，現在成為家庭裡的日常佳餚，平均飲食熱量當然是直線上升。

問題就出在「致病」飲食！

常常聽到一句話這麼說：「吃進什麼，你就成為什麼樣子。」（You are what you eat.）一般而言，人類需要透過飲食提供身體所需的物質，適量的情況下，自是有益而無害，然而一旦過度攝取或是吃錯東西，就變成「百害而無一利」了！

糖分和油脂是身體主要的能量來源，屬於不可或缺的必要營養素，在正常情況下，身體的需求與糖分、油脂攝取達成平衡，自然可以健康無虞，然而實際狀況卻不是如此。

「油炸」、「加糖」是如今大受歡迎的烹調方式與調味料，為數龐大的美式速食店，鋪天蓋地而來，儼然形成一種飲食文化。

但是就在我們享受美味的同時，大量的熱量就跑進身體。慢慢地，身體與環境物質的互動就會開始失去平衡，當「糖負荷」、「脂肪負荷」漸漸超過身體的代謝能力，**美味誘人的糖，竟成了傷害身體的「糖毒」，過多無法處理的脂肪，也會形成「脂毒」**，通通成了遏止新陳代謝的幕後黑手，隨著器質性的病變，日後恐將發展成不可逆的損害。

一般速食店所販售的食物就是典型的「三高」飲食，孩童、青少年、上班族在這種高糖、高脂、高熱量的飲食型態下成長，美式飲食文化已經成為生活中不可或缺的一環，為健康種下了隱憂。

現在不妨回想一下，把時光推回一九五〇年代以前，那個時候的農夫們每日天還沒亮，就必須下田工作，他們必須辛苦勞動一整天，直到太陽下山為止。

有趣的是，以前農夫們每天那麼大的勞動量，但是除了簡單的三餐以外，也沒有其他時間可以吃東西，身體無病少痛，生活相當健康快活。反觀現代人，每天出門就是電梯、汽車，或是坐在辦公室裡吹冷氣，勞動量非常低，卻吃得這麼多，**多動可以少吃，少動的反而需要多吃，而且還是高熱量飲食**，這又是什麼道理呢？

02
深陷**肥胖危機**，我也搭上代謝失速列車！

「全球肥胖危機」已然形成，世界衛生組織早在一九七五年就把「肥胖」定位成「全球最大型的慢性病」。

「蕭院長、蕭院長等一等……，沒想到真的是您耶！」聽到好像有人在喊我的名字，於是停了下來。回頭一看，原來是一位多年不見的朋友。

他說，真沒想到經過這麼多年，我的身材依然維持得相當好，整體看起來精神奕奕，完全沒有一點老態，所以遲疑了老半天，真的確定是我，才趕忙喊了出來。

深陷肥胖危機，趕上代謝大問題！

你可能無法想像，曾經的我又胖又不健康，一旦發胖，整個外型就顯得衰老許多，就像許多人一樣，經歷過很長一段「不健康期」。進入職場後，由於飲食習慣的影響，加上缺乏運動，短短幾年時間，體重從七十公斤暴漲至八十六公斤！那時候的我，食量超大，非常喜歡吃高油脂的食物與甜食，美式速食、大飯店吃到飽的自助餐更是經常光顧的地方。

發胖以後，就再也沒瘦下來過了，不僅挺著一個圓圓的鮪魚肚，血壓也很不正常，收縮壓常高達一百四十。

由於不良的飲食習慣，導致我的體質變得很酸，坐在沙發上就想睡，流汗的氣味很難聞，經常感到腰痠背痛，很長一段時間還需要依靠按摩來紓解。因為體力很差，又討厭運動，免疫力就更差了，一天到晚感冒。更糟糕的是，由於工作壓力大，經常需要交際應酬，每天生活都很不正常，往往搞到三更半夜才拖著疲憊的身子回家。那時候的我，正遭受「肥胖危機」的摧殘和折磨。

中年肥胖高達五成，慢性病甩不掉

「**全球肥胖危機**」已然形成，世界衛生組織（WHO）早在一九七五年就把「肥胖」定位成「**全球最大型的慢性病**」。法國一項全球最大型肥胖人口的研究結果也指出：現在全球有超過百分之六十的人口都「體重過重」，超過百分之三十六的人口體重已超過「肥胖」的標準。

「什麼！原來我也是肥胖一族？」時至今日，肥胖已經悄悄成為常態，根據資料統計，現今小學生的肥胖率竟高達百分之二十五，也就是每四個小學生當中就有一個小胖子，還會隨著年齡層直線上升，大約三分之一的國中生、高中生、青年族群的肥胖比例就提升至百分之四十。

根據中央研究院最新的統計報告指出，台灣中年肥胖族群的比率超過百分之五十，也就是一半以上的中年族群都肥胖，這些**中年肥胖族群通常是腹部肥胖**（男性鮪魚肚，女性水桶腰），還會合併三高（高血糖、高血脂與高血壓），統稱為「**代謝症候群**」人口。

透過世界衛生組織、美國NBA膽固醇教育計劃NCEP ATP III、國際糖尿病聯合會、國際學會聯合聲明，可以清楚看到，評估診斷為代謝症候群的幾種定義裡面，都包括著腹部（腰圍）肥胖選項。

只是如今，除了幾個戰亂或飢荒的非洲國家以外，可以說全球每個國家的人民都有肥胖問題，美國、加拿大、歐洲、亞洲無一倖免，越是進步的國家，肥胖問題就越加嚴重，可預見未來肥胖問題最嚴重的國家是中國大陸，目前的肥胖人口已逼近一億人，可能在短短十年內會增加為二億人！

正因為肥胖人口的食量更大，而且更愛好高熱量飲食，隨之而來的就是代謝症候群患者的大量生成，可怕的是，竟然沒有一個國家有能力解決國民的肥胖問題？怎麼不令人感到憂心！

何謂代謝症候群？

代謝症候群（Metabolic syndrome）為一群**容易導致心血管疾病的危險因子之總稱**。這些危險因子包括：**肥胖**（特別指中心肥胖或稱腹部肥胖）、**高血糖**（或空腹血糖偏高／葡萄糖耐受不良）、**高血壓**（或血壓偏高但未達高血壓診斷標準）、**血脂異常**（包含血中三酸甘油酯偏高、高密度脂蛋白膽固醇偏低等脂質代謝異常），以及高尿酸與凝血因子的不正常等。

關於代謝症候群的幾種定義：

年份	來源	解釋
一九九八年	世界衛生組織（WHO）	糖尿病或空腹血糖偏高，或葡萄糖耐受不良，或胰島素阻抗的狀態，合併有以下情況二者及以上者，即為代謝症候群： 一、肥胖**（男性腰圍除以臀圍比率大於〇・九、女性大於〇・八五）**，或身體質量指數在三十以上者。

		二、脂質代謝異常：三酸甘油酯大於等於一五〇毫克／公合或高密度脂蛋白膽固醇過低（男性低於三十五毫克／公合、女性低於三十九毫克／公合）。 三、血壓大於一三〇／八十五毫米汞柱。 四、微白蛋白尿，指白蛋白的尿液排除率大於二〇 μg/min。
二〇〇一年	美國NBA膽固醇教育計劃 NCEP ATP III	滿足下列症狀標準（含）三項以上者，即為代謝症候群： 一、**男性腰圍大於九〇公分、女性大於八〇公分**。 二、三酸甘油酯大於一五〇毫克／公合。 三、男性高密度脂蛋白膽固醇低於四〇毫克／公合、女性低於五〇毫克／公合。 四、血壓大於等於一三〇／八十五毫米汞柱。

		五、空腹血糖大於等於一百毫克／公合。（其中腹圍大小的標準在不同種族間存在著明顯差異，因此在亞洲地區的研究者也提出不同的肥胖定義，即男性腰圍大於九〇公分、女性大於八〇公分。）
二〇〇五年	國際糖尿病聯合會（International Diabetes Federation）	具有**中廣型肥胖（腰圍過大）**，和以下標準其中兩種以上者，即被定義為有代謝症候群： 一、三酸甘油酯大於一五〇毫克／公合。 二、男性高密度脂蛋白膽固醇低於四十毫克／公合、女性低於五十毫克／公合。 三、血壓大於等於一三〇／八十五毫米汞柱。 四、空腹血糖大於等於一百毫克／公合。
二〇〇九年	國際學會聯合聲明	國際糖尿病聯合會、美國心肺血研究所、美國心臟學會，定義中依照族裔別不同而調整的**腰圍標準**，來診斷代謝症候群。

03

體重失控、身材走鐘，**代謝症候群**上身！

代謝疾病指的不外乎肥胖、糖尿病、腦心血管疾病，甚至部分癌症（例如大腸癌、乳癌等）都囊括在內。

截至目前為止，無論醫學界祭出何種策略，肥胖人口比例從未緩和或明顯下降，「少吃、多動」、「男九〇、女八〇」的口號，喊了半天，似乎也看不到太大的成效？令體重大為失控的「肥胖危機」似乎只會持續加速擴大，世人大概很難盼到緩和的時刻！

美食隨點隨到，減重淪為口號！

附帶一提，根據世界衛生組織數據統計，目前全球肥胖人口已達十一億萬人，因肥胖對身體所造成的健康威脅，在一九九五年正式將肥胖列為慢性疾病之一。

二〇一一年《美國醫學會期刊》報導指出，肥胖不只讓身形大走鐘，還會造成每年「多死」十六萬多人，而且這個數據正在持續增加中。

除了個人的生死存亡問題，由於生產力降低和醫療費用增加，每年每位肥胖者平均花費國家七千多美元。超過標準體重三十公斤以上的人，一生中增加的醫療費用就高達三萬美元，傷害層級拉高，可以說已經嚴重威脅到國安危機。

肥胖可說成了百病之源、眾矢之的，面對這個越來越嚴重的問題，醫學界似乎也是束手無策，除了早年推出宣導口號之外，再則就是運用懶人法的減肥藥物，燃燒脂肪，間接幫助瘦身。

但是，減肥藥往往來源不明，上市不久，就可能因為造成嚴重副作用，或是檢出禁藥成分而被勒令下架，隨後全球醫療市場全部跟著禁用。

「太難了啊！蕭院長，如果無法盡情地吃美食，我可能會餓到發昏！」這頭只好不斷勉勵：「要堅持下去，加油，妳可以的！」然而減重之路辛苦又波折，往往三天打魚，兩天曬網，最後淪為日常口號，針對台灣高達百分之三十的肥胖族群，又該如何解決此等難題？

食色性也，品味食物乃人生一大樂事，有誰會不愛美食？

放眼所見，絕大部分的民眾仍然每天大吃大喝，知名小吃店、高檔餐廳依然是長長的預約和排隊人龍，越甜的、熱量越高的，生意就越好。就連那些宅在家不出門覓食的人，更有外送APP幫忙送餐服務，想吃什麼，隨點隨到。

美食當前，「少吃，多運動」還有人在意嗎？別懷疑，肥胖就是被你自己吃出來的！

如果你真的想瘦又不想復胖，即使美食當前都得試著違反人性——**勇敢斷絕非吃不可的慾望**，而且就算再如何發懶不想動，都要逼迫自己不要宅在家！

代謝障礙，哪有那麼嚴重？

肥胖的定義並不是以體重判定，而是身體的脂肪比例過高，當脂肪細胞合成速度大於分解速度時，體脂率就會越來越高，人就越來越胖。

脂肪細胞的合成速率是受生理需求所調控，以脂肪存在的主要功能來說，它是身體儲存能量最理想的一種型式，儲存的位置主要是包覆在組織周邊，可以保護身體及器官免於受意外撞擊的傷害。

人類最高的天性就是「**儲存能量**」，一如熊要過冬，就必須讓身體儲存足夠能量的道理一般，人體要儲存足夠熱量，首先就是「食」，也就是攝取食物的熱量，另一種儲存能量的形式就是「**節約能量**」，隨後「衣、住、行」的發展，就是幫助節約能量。

「儲存能量」的天性驅動了人類社會的偉大發展，一路從狩獵社會、遊牧社會、農業社會，發展到現在的工業社會，縱觀人類偉大的發展史，人類其實只做兩件事：創造更多可掌控的熱量，以及發展更多更有效來節約能量的工具！

然而，既然是儲存，當然就是在「用剩」的情況下發生，身體活動的能量來自飲食，當飲食中的能量來源多過於活動所需的能量時，自然就會被轉換成脂肪保留下來，直到下次活動缺乏能量來源時，就可以拿出來燃燒利用。

所以，只要讓身體沒有多餘的燃料可以儲存，正常的情況下，就能降低身體的脂肪比例。

透過能量的利用，驅動了人類偉大的發展，相對地，如果人類在儲存和節約之間失去平衡（吃太多、動太少），所造成的後果，也必定會非常「巨大」，也就是本書所要深入討論──失序的代謝症候群（Metabolic syndrome）。

資訊發達的網路世代，不只是醫學專業人員知道「代謝疾病」這個名詞，大眾多少也都瞭解一二，卻往往不覺得哪有那麼嚴重！

其實，代謝疾病指的不外乎肥胖、糖尿病、腦心血管疾病，甚至部分癌症（例如大腸癌、乳癌等）都囊括在內。除此之外，根據研究結果，代謝失衡所引爆的疾病，比較正確的定義應該是：**人體能量（或稱熱量）的吸收、利用、儲存過程發生問題，所引發的疾病，就稱為代謝疾病，又稱作新陳代謝失調症。**

04

「**食**」在不安全，竟吃成**慢性病**？

食安問題如同慢性中毒，悄悄侵蝕我們的健康，造成更多的慢性病人口。

「你今天吃下肚的，是食物？還是毒物？」

由於飲食習慣的改變，為了儲存更多的能量，除了不自覺地越吃越多、越吃越甜，熱量也越來越高之外，難免就輕忽了「食品添加物」也是一大致命問題。

現代人的味覺似乎越來越遲鈍，已經快要吃不出天然食物的原有香味，單靠食物原味根本引不起民眾的食慾。

於是，絕大部分的食品中都添加了大量的添加物，現在除了天然的蔬菜、水果等「全食物」以外，已經很難找到沒有添加物的食品了。

「食」不安全，我們都沒輒？

台灣食安風暴接二連三被揭露出來，從麵包、食用油到麻辣鍋品、料理湯底等，甚至連五星級大飯店的自助餐（Buffet）都時常爆出食物中毒事件。

其實，追根究柢是民眾的口味被餵養得越來越重，對於食品添加物的依賴越來越深，無形中直接刺激食品加工業的快速發展，這些食品加工業者發揮了極致的創意，研發了一大堆的食品添加物。（甚至有無良商人加入非食用性的添加物或人為汙染問題。）

面對眼前琳瑯滿目的美食，**有時候我們根本不會知道，吃進肚子裡的到底是什麼？**

牛肉湯裡可能沒有牛肉，排骨湯根本不須排骨，不含牛奶的奶精，還有塑化劑、順烯丁二酸、起雲劑等等，食品化學工業絞盡腦汁，研發出一堆食品添加物，只為了讓食物賣相更好、顏色更漂亮、口味更重更受歡迎，更能夠長期保存……，卻沒有考量到是否有害健康？

只是，長期食用這些食品添加物，對於人體確實有著莫大的傷害，可能導致肝、腎疾病，甚至是癌症。經過報章媒體的追蹤披露，白米不能吃、麵包不能吃、粉圓不能吃、肉圓不能吃、天婦羅不能吃、奶茶不能喝……，天哪！不知道還有什麼食品是安全的？哪些是可以吃的？以前不知道已經吃下了多少？

回顧現今，台灣洗腎率高居全球之冠的原因，除了慢性病患者長期服用大量藥物之外，**食品添加物**也許就是重要原因之一。

避免食安荼毒？首選原型食物

食品安全的問題，連帶地也拖垮了一位公衛英雄——前長庚醫院毒物科主任林杰樑醫師，有「毒物科權威」之稱的他，一生致力於改善食品衛生問題，因為他的努力奉獻，揭發許多食品衛生的弊端，後來卻因感染不明病毒而英年早逝，令台灣痛失一位為食品衛生把關的英才。

然而，從飲食營養的角度來看，多半與食品的過度加工，有著絕對的關係，如果說要吃什麼，才可以改善新陳代謝的問題，不如說少吃什麼，可以避免代謝失調，還比較實在。

塑化劑這些存在已久，且防不勝防的環境荷爾蒙、農藥過剩的食安問題，加上過度加工的醃製食材、基因改造的黃豆、小麥和玉米製品，以及市面上充斥著反式脂肪的人工奶油、速食等，太多干擾身體正常代謝的食品，應當需要嚴格避免，如果想要**避免成為代謝症候群的高風險族群，盡可能選擇原型食物（Whole food）吧！**

台灣新國病，慢性疾病為患天下

食安問題如同慢性中毒，悄悄地侵蝕我們的健康，連帶造成更多的慢性病人口。

現在的慢性病危機到底有多嚴重？舉例來說，以前的糖尿病被稱作「富貴病」，指的是因為大戶人家非常有錢，吃得過度豐盛，才夠「資格」罹患糖尿病。

但是到了今天，根據國家衛生研究院統計「二〇一九台灣糖尿病年鑑」指出，總人口數才兩千三百萬人的台灣，糖尿病的人數卻已飆破兩百三十萬人，堂堂榮登「**台灣新國病**」的寶座，而且有年輕化的趨勢。（如果扣除孩童、青少年與年輕人的人口，可以想見現在台灣成年人罹患糖尿病的比例有多高！）

更可怕的是，這些糖尿病患者，不僅僅只是血糖太高而已，通常都**合併嚴重的心血管問題**，因冠狀動脈堵塞而必須裝支架的患者比比皆是，許多人還合併肥胖、腎臟病、白內障、末稍血管病變等等問題，可見「代謝疾病危機」到底有多嚴重！然而，隨著慢性病危機愈趨嚴重，連醫學界也出現了許多奇怪的現象。由於病患太多，工作負擔過重，加上健保猛砍給付額，許多醫師寧可轉換跑道至醫學美容，醫院甚至出現「五大科」招不到醫師的窘態。

先前電視上面，不也出現過護理師累到必須吊點滴上班的新聞，一向令人稱羨的醫護人員的頂頭光環，似乎隨著慢性病危機的快速發展逐漸褪色。此外，某間大醫院為三百位醫師進行健康檢查，其中居然有十四位醫師被診斷出罹患癌症！

醫學界不僅沒有從慢性病危機中獲得應有的好處，自身卻也難保，已經淪為不幸的受害者。面對這項巨大的危機，政府沒有答案，醫學界也沒有答案！面對橫行天下的慢性病，難道我們只能雙手一攤，真的沒有辦法了嗎？其實不用慌，找回健康，可以從改變飲食習慣做起！

05

肥胖**不是病**？
但真的會讓人短命！

世界衛生組織已明確認定，肥胖是「全球成年人最大的慢性疾病」，並與許多慢性病的罹病率、死亡率有密切關聯性。

「不好意思，我來晚了。」好久未見的死黨相約聚餐，約定在飯店門口等待，一名友人氣喘吁吁地趕到，整個外型胖了一大圈，差一點就讓人認不出來。

「唉唷，越到中年，整個人都越發『幸福肥』起來了！」另一位朋友不免調侃他一番。

「幸福很好啊，但是我們可以不要肥！」大家聽完後一陣哄堂大笑，我的內心卻有股隱隱然的憂心。

擊退肥胖困擾，斷開惱人脂肪球！

根據衛生福利部國民健康署的最新調查顯示，台灣成人的過重與肥胖率再創十年新高，達到百分之四十三・九，換算下來，等於**平均每兩人就有一人過重及肥胖！**

「那麼，該如何知道自己有沒有過重或肥胖呢？」

根據國健署早先公告的「國人肥胖標準定義」，只要離開ＢＭＩ的理想數值（ＢＭＩ＝22），罹患代謝症候群或心血管疾病的風險，就會大幅增高，數值差距越遠，罹患的風險就越高。

ＢＭＩ則是身體質量指數（Body Mass Index），依照世界衛生組織的定義，ＢＭＩ落在二十三kg/m²以上，就是過重，二十五kg/m²以上，則為肥胖（請參見左表）。

ＢＭＩ值計算公式：ＢＭＩ＝體重（公斤）／身高²（公尺²）

◆國人肥胖標準定義

成人肥胖定義	身體質量指數（ＢＭＩ）	腰圍（cm）
體重過輕	ＢＭＩ＜18.5	
健康體重	18.5≦ＢＭＩ＜24	
體重異常	過重：24≦ＢＭＩ＜27 輕度肥胖：27≦ＢＭＩ＜30 中度肥胖：30≦ＢＭＩ＜35 重度肥胖：ＢＭＩ≧35	男性：≧90公分 女性：≧80公分

現代人可能從小就開始肥胖，隨著年齡的增加，肥胖比例也越來越高，幾乎一半的中年人有肥胖問題；絕大部分的家庭都很難與肥胖撇清關係，這為數龐大的肥胖人口當中，可能包括你自己、父母和小孩，甚至是寵物！

一般人可能以為肥胖只是外表問題，卻忽略背後所衍生的「肥胖併發症」，像是三高問題、腦心血管疾病、糖尿病、癌症等。

美國心臟協會發言人，同時也是梅約診所（Mayo Clinic）傑克遜維爾（Jacksonville）分院的傑拉德．弗萊徹（Gerald Fletcher）醫生，在醫學網站（WebMD）嚴正指出：「肥胖已經是全世界的重大問題，就像健康宣導能有效減少吸菸，衛生單位也必須加強公共衛生宣導，改善肥胖問題。」

全球正面臨肥胖危機，由於肥胖併發症牽扯的面向太過廣泛，加上肥胖人口龐大，每個國家政府都在為龐大健保支出傷透腦筋，健保制度瀕臨搖搖欲墜，顯現肥胖所造成的社會負擔，遠超乎想像，不僅凌駕個人的健康問題，還擴及國家預算與企業競爭力！

有鑑於肥胖與許多慢性病的罹病率、死亡率有密切關聯性，因此世界衛生組織已明確認定肥胖是「**全球成年人最大的慢性疾病**」，並被列為世界四大醫學社會問題之一。肥胖的治療已成為全球醫療界正視的重大議題。

改善肥胖體質，才能斷開疾病和死亡威脅

整個代謝疾病的發展，大致上可分為三大階段：「年輕肥胖階段」（食癮階段）、「中年肥胖階段」（代謝症候群階段）、「慢性病階段」。

綜觀而言，現代醫學基本上只管最末端的慢性病時期的治療。

如果只是肥胖，健保不給付，醫師只會建議「少吃、多運動！」或是注意血糖、血脂、血壓。

如果檢驗數據超過健保給付標準，醫師會開藥降血糖、血脂或血壓，卻只是治標不治本，發展成慢性病只是遲早的事，因為身體依舊肥胖，「胰島素風暴」根本沒有消失，仍然不斷再傷害你的身體！

如果把疾病的發展期形容成一條河流，現代醫學管的是「下游」，如果把疾病的發展期形容成一棵樹木（參見圖一），現代醫學管的則是「枝葉」，所以醫院分科細，如同用手術刀把人切成好幾塊，原本只是單純的「胰島素失調」的問題，到了最後慢性病階段可能衍生出一大堆問題！

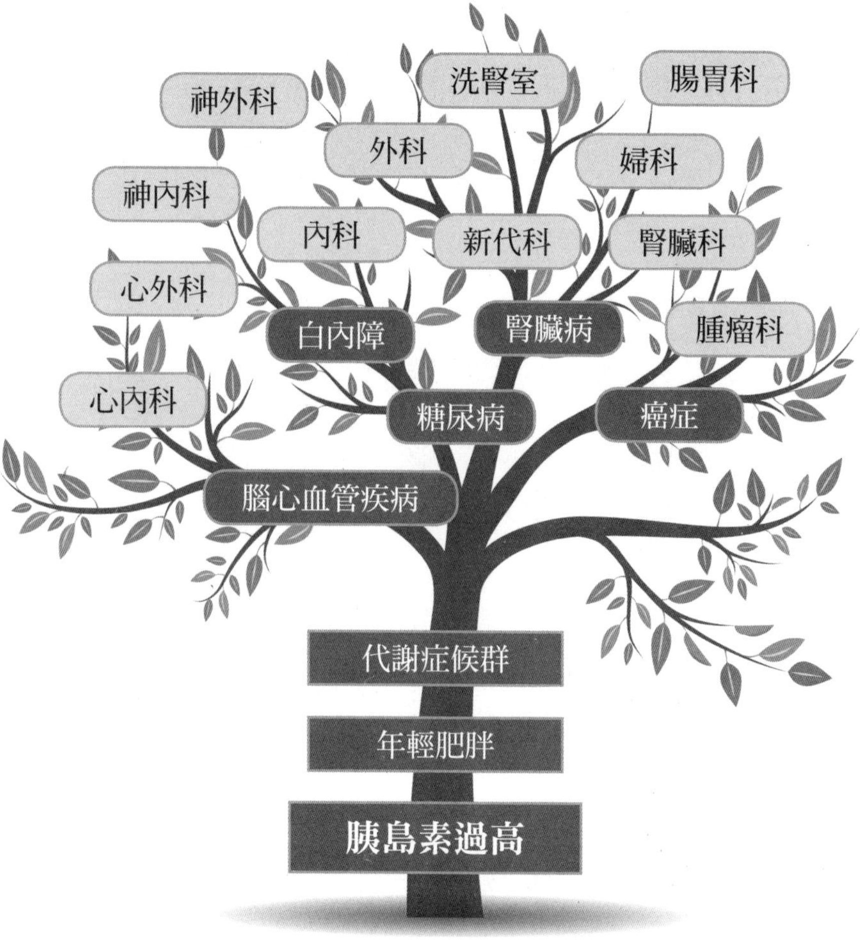

圖一 疾病發展期的樹木示意圖

我的母親正是現代醫學的典型受害者，由於家族遺傳，她從年輕時就很肥胖，到了中年，她開始出現高血壓的症狀，於是，她定期到心臟科拿降血壓的藥；接著又出現心臟肥大的問題，於是在心臟科拿藥的種類與數量越來越多。

期間，她接受過腰椎手術，由於手術情況不甚理想，臥床好幾個月，止痛劑不知道吃了多少顆？後來，我母親也接受過人工關節手術，都是因為肥胖長期壓迫導致的問題。

隨著時間拖久，高血壓與心臟肥大的情形越來越差，間接導致肺部積水無法排除，又需住院治療，因為年歲已屆八十，身體已無法站立，起居完全需要外傭協助，由於長期缺乏活動加上身體加速老化，整個身體狀態非常差，於是長期服用大量藥物，加上心臟越來越無力，雙腳水腫情形非常嚴重，根據最近的檢驗報告，腎臟功能指數很差，腎臟科醫師認為可能必須洗腎，而且每天都得吃利尿劑來減輕水腫。

從我母親第一次到醫院看心臟科拿降血壓的藥，這二十幾年下來，不僅高血壓問題依舊存在，心臟的問題也越來越嚴重，期間她看過的科別還包括：腦神經外科、骨科、腎臟科，感冒時還看過家醫科！整個過程所吃過的藥，可說不計其數。

只是吃藥並沒有讓她的身體好轉，反而越來越差，原本只是高血壓，現在卻必須洗腎；**現代醫學或許延長了生命，卻不是延長健康**，只能暫時排除痛苦，卻根本無法治癒慢性病！

像我母親這樣必須長期接受醫療的病患，到底有多少？除了藥廠是最大獲利者，相信病人本身、家屬、政府、醫學界、健保制度都是輸家！

「**現代醫學不是不好，只是不足！**」現代醫學基本上屬於「治療醫學」，為整體治療中非常重要的一環！只是可以再往前推進，在代謝疾病尚未真正成形之前，搶先正視「胰島素」的影響，加深入了解「肥胖體質」與「胰島素風暴」的效應，才能超前部署、對症而解，找回身體的平安與健康。

06
食癮現象，
引爆**高胰島素血症**

人類把作為主食的碳水化合物，全面「精緻化」，高 GI 飲食，導致血中胰島素過高，進而引爆食癮現象。

面對無所不在的食安風暴，一方面內心難免感到害怕，一方面仍然不斷追求極致的美味，只為了滿足自己挑剔的嘴巴。

當我們繼續追索下去，現在民眾普遍以白米飯或白麵粉製作的食物為主食，另外，我們也常攝取加了大量糖分的甜食、加糖飲料，屬於**高糖化指數飲食**（High glycemic index diet），這些糖分都不含纖維，食用後會被人體快速吸收，導致進食後的飯後血糖快速飆升，殊不知已經悄悄地造成致病的「食癮危機」。

高GI飲食，二戰後引發食癮危機

◆代謝疾病發展史

非代謝疾病期 ← 往前 ― ◆ 一九四五年二次世界大戰結束 ― 往後 → 代謝疾病期

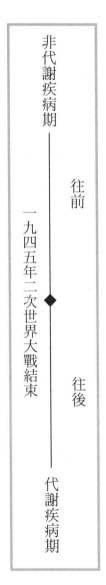

當我們審視代謝疾病的發展史，大概可以就「二次世界大戰結束」（一九四五年）作為一個切點，前面為「非代謝疾病期」，在這個切點之前，連肥胖都不是問題，主要疾病型態為感染症，也就是急性病為主。

然而過了這個切點之後，人類社會逐漸進入「代謝疾病期」，經由分析結果得出：二次世界大戰結束後，人類做了一件極端錯誤的事情，就是把作為主食的碳水化合物全面「精緻化」（糙米飯變成白米飯，全麥變成白麵粉），大幅提高升糖指數，才會導致現在如此嚴重的後果！

整個人類引發代謝疾病的故事，可以說就是從這裡開始的。

矯正平衡，健康 Update

何謂升糖指數？

升糖指數（Glycemic index, GI），又譯糖生成指數，用於衡量糖類對血糖量的影響。

簡單來說，指的就是食物對增加血糖快慢的影響力。以食用純葡萄糖一百公克後，兩小時內的血糖增加值為基準（GI值＝100），其他食物則以食用後兩小時內的血糖增加值，與食用純葡萄糖的血糖增加值作比較，得到的升糖指數。

若食物在消化後會迅速地分解，並容易造成血糖迅速上升，就稱為「高升糖指數」（高GI）；緩慢分解、血糖上升較緩者則為「低升糖指數」（低GI）。

當我們攝取大量的含糖食物，人體為了盡快把糖分帶入細胞利用，迫使胰臟必須分泌大量的胰島素來因應。不過，長期攝取高GI飲食的結果，導致血中胰島素過高，即所謂的高胰島素血症（Hyperinsulinemia）。

如今，只要搜尋關鍵字「Hyperinsulinemia」可以看到非常多的研究論文，這是在我率先展開此項主題研究的十幾年前，所沒有的現象，以前只有「胰島素過低」的觀念（例如：第一型糖尿病），從來就沒有胰島素過高的觀念。

高GI飲食→血中胰島素過高（Hyperinsulinemia）→引發食癮現象（Food Addiction）

高胰島素血症屬於一種胰島素失調的現象，進一步讓身體產生「食癮現象」，顧名思義，食癮就是讓人不知不覺吃得很多，更糟糕的是，還會傾向喜好高糖、高脂、高熱量的「三高飲食」；若想要進一步瞭解為何胰島素過高會引發食癮現象？就應該先瞭解攝取高GI飲食，如何引發「慢性飢餓效應」（Chronic hungry，參見圖二）。

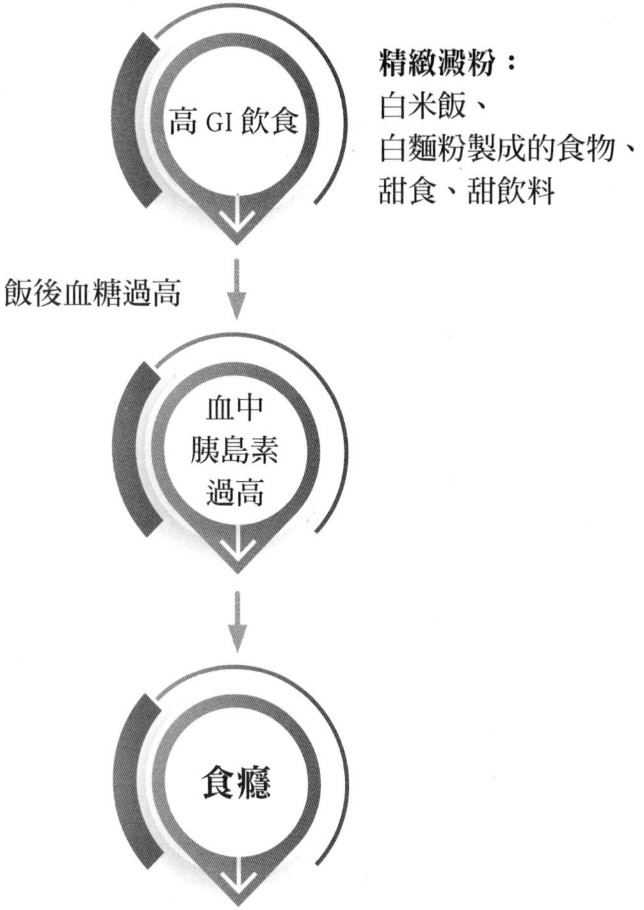

圖二 食癮的元凶

何謂高胰島素血症？

高胰島素血症，指的是血中胰島素相對葡萄糖的濃度過高，屬於早期第二型糖尿病常見的症狀之一，類似症狀也會出現在施打過多胰島素的第一型糖尿病、先天高胰島素血症、胰島母細胞增殖（胰島β細胞過度活化）、胰臟癌的患者身上。

高胰島素血症和代謝症候群有關，衍生健康問題包括肥胖、高血壓、高血糖、高血脂等。高胰島素血症在肥胖的高血壓當中，會增加鈉離子的再吸收，導致周邊血管阻力增加。

其中代謝症候群的患者，也是第二型糖尿病的高危險族群，這類患者的細胞對胰島素產生抗性，導致細胞對胰島素不敏感，造成血糖升高，並促進胰島素的分泌，導致高胰島素血症。

07

假性飢餓，
掉進越吃越多的陷阱！

高 GI 飲食會引發一種「慢性飢餓效應」，迫使胰臟分泌大量胰島素來因應，造成血中胰島素過高。

有一篇非常有價值的回溯性論文，二〇〇二年發表在美國醫學雜誌（JAMA May 8, 2002-Vol 287, No.18），這篇標題為「The glycemic index」的論文是由大衛．路德維希醫師（Dr. David S. Ludwig）所發表，他統計了六十幾篇自己的研究數據，加上其他研究者的相關研究結果，作出一項回溯性討論。

他發現，攝取高GI飲食會引發「**慢性飢餓效應**」，前面提過攝取高GI飲食會導致飯後血糖迅速飆升，如此一來，迫使胰臟分泌大量胰島素來因應，造成血中胰島素過高；問題就出在人體的血糖調控，並非我們所想像得那麼精準。

過高的胰島素，往往會把血糖壓過頭，導致通常在進食後的二至三小時，便會出現「生理性低血糖」現象，而且經常會比空腹的血糖值還要低。

你以為的餓，只是大腦覺得餓！

由於人體的大腦只能使用血糖作為燃料來源，一旦發生血糖過低的現象，大腦便會立即發出「**飢餓指令**」，於是命令身體趕快進食，讓血糖恢復以維護大腦的正常運作。

這種明明吃飽了，卻又覺得餓的現象，不自覺吃進更多食物，也讓人們的體重暴增。隨著每日的三餐，加上甜點以及甜飲料，無形中導致一天的血糖如同雲霄飛車一般，忽高忽低，同時造成身體經常處在一種莫名的飢餓狀態，就稱為「慢性飢餓效應」。（參見圖三）

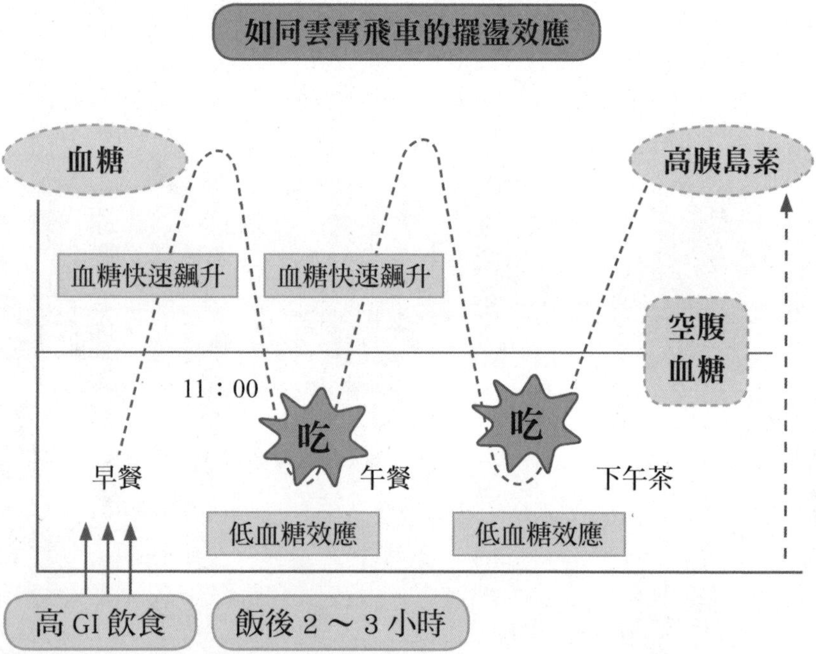
如同雲霄飛車的擺盪效應
血糖
高胰島素
血糖快速飆升
血糖快速飆升
空腹
血糖
11：00
吃
吃
早餐
午餐
下午茶
低血糖效應
低血糖效應
高 GI 飲食
飯後 2 ～ 3 小時

圖三 慢性飢餓效應

從慢性飢餓效應可以充分解釋，為何血中胰島素過高，會引發食癮效應，加上胰島素屬於「儲存能量」的荷爾蒙，胰島素過高，本身就會驅動身體拼命攝取熱量。

慢性飢餓效應，也同時可以解釋，為何胰島素過高，會傾向喜好高糖飲食？因身體經常處在低血糖狀態，身體自然會拼命補充糖分。另外，胰島素會加速身體的脂肪合成，胰島素會活化脂肪合成生化反應的每一個步驟。

當身體脂肪合成反應旺盛，身體會自然傾向攝取高脂飲食，以補充脂肪合成所需的原料，例如：游離脂肪酸。歸納結論就是：**當血中的胰島素過高，身體就會引發食癮效應**，不僅喜歡暴飲暴食，還會傾向喜愛高糖、高脂、高熱量的三高飲食。（參見圖四）

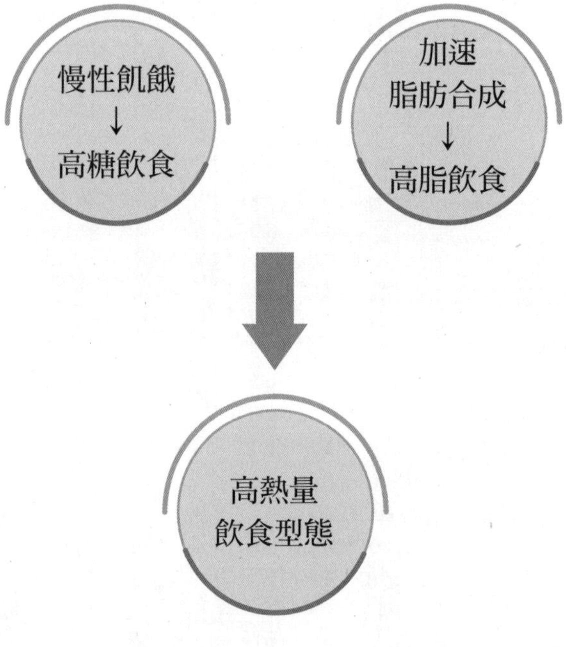

圖四 食癮者的飲食傾向

胰島素越高，食慾就越大！

當我比對受測者的血中胰島素值與飲食習慣後，竟然發現到：胰島素越高的人，食慾越高，食量越大，飲食口味越重，而且特別喜歡高糖、高脂、高熱量的**「三高飲食」**。

這類型飲食通常也被營養師歸類為「最不健康的飲食」，這群受測者的胰島素值幾乎都在十以上，肥胖者的胰島素值甚至越高，經常高於二十以上，中年肥胖者（代謝症候群）的胰島素更高，甚至高到三十以上。由此得知，肥胖的人食慾，普遍比非肥胖者來得高。

該研究的另一大發現是，**胰島素只要降到五・〇以下，食慾就會明顯下降，完全不容易有飢餓感覺。**於此同時，也會自動轉而喜歡清淡的飲食，青菜、水果變成首選，吃得非常健康；對於那些油炸食物、甜食、甜飲料、點心、下午茶、宵夜、吃到飽餐廳，則開始敬謝不敏，一概拒絕！

這類受測者大多有著削瘦的外型，身體沒有多餘脂肪，且喜好運動的族群，健康、長壽者多屬這種類型，但這類族群畢竟是少數。

根據自身體驗，我的胰島素原本高達十二・八，當時體重高達八十公斤，食慾非常好，飲食習慣與一般民眾無異，但食量很大，也很喜歡「吃到飽餐廳」享受那股吃撐的滿足感。後來，當我覺察到健康危機，體重慢慢地減到六十八公斤，胰島素也跟著降到四・六，整體飲食習慣來個大逆轉，食量變得很小，吃一點就有飽足感，非常喜愛清淡飲食。

其實，這樣的轉變根本不用營養師教導，當胰島素降下來，飲食機制就會自動轉變了！後來終於明瞭，自己原本的胰島素高達十二・八時，同時染患食癮現象，降到四・六以後，食癮現象自然消失無蹤。

食癮社會，每個人都是高胰島素血症！

這是一個非常嚴肅的議題，而且影響非常深遠！

大衛・路德維希醫師（Dr. David S. Ludwig）所發表的文獻，另外還討論到一項議題，他發現攝取高GI飲食後，飯後兩至三小時會引發「生理性低血糖」的失調現象，普遍發生在每個受測者的身上。

於是，他給出了一個評語：這個現象看起來似乎是「正常狀態」，因為每個人都是如此，而且根據之前的結論，代表著**高胰島素血症的情況，幾乎發生在每個人的身上！**

這項議題曾經也困擾自身許久，因為經合理推斷：現在有哪一位民眾不吃白米飯？或是不吃白麵粉做成的麵點、包子、饅頭、麵包、蛋糕？不喝奶茶？或是其他手搖飲、甜飲料？（相信有，但非常非常少數）這些食物根本就是**標準的「國民飲食」**，大家都是這樣吃的啊！

當我自己的胰島素高達十二．八，這樣的飲食習慣與其他大眾根本沒有什麼差別。

對照研究收集的胰島素數據，**一般民眾（非明顯肥胖者）的胰島素值，大約落在十至二十之間**，我所使用的檢驗方法，所標示的胰島素的正常值是二十五以下，所以，**大家看起來似乎都處於「正常的」範圍**。

雖然在研究過程，當時的我已經警覺到民眾的胰島素值都太高了，導致普遍性的代謝失調，但在當時的時空下，要如何提出**「每個人的代謝都失調了！」**這麼大膽的議題？最後，終於有幸找到大衛．路德維希醫師（Dr. David S. Ludwig）所發表的文獻，終於才能有所印證並確認「**自己是對的！**」

為何要特別指出，這是一個非常嚴肅的議題？試想，當絕大部分的民眾都患有高胰島素血症，最新的研究報告已經一致認同：**高胰島素血症是年輕肥胖、代謝症候群（中年腹部肥胖加三高）、第二型糖尿病、腦心血管疾病的巨大危險因子**。

正因這類病患的血中胰島素數值都相當高，加上對於現在代謝疾病的發生率與致死率大幅提升，無疑地更加坐實了這項研究報告，最後得到這樣可怕的結果，相信讀者也就不覺得奇怪了！

此外，高胰島素血症所引發的食癮現象，大家似乎也就不難理解了，現代人不需要做過分粗重的勞動，但每個人的普遍食量都很大，而且偏好高糖、高脂、高熱量。試想：如果你是餐廳或小吃攤的老闆，你要賣哪種飲食？

於是，我們也可以理解到，為何一些速食品牌和汽水飲料公司可以創造出天文數字的營業額？為何（珍珠）奶茶會成為台灣國飲，為何吃到飽餐廳老是人滿為患？為何健康飲食餐廳依然乏人問津？（所幸目前已有一群人開始改變飲食方式）

放眼望去，當整個飲食環境幾乎全面朝三高飲食環境發展，就成為名符其實的「食癮社會」，代謝問題自然成了一種普遍現象，更遑論即將相繼而來的症狀與疾病，實在不可不慎。

Chapter 2

STOP，胰島素風暴！

別讓糖尿病、腦心血管疾病和癌症纏身

胰島素參與調節碳水化合物和脂肪代謝，除此之外，還能調節血糖的平衡，使其維持在一個穩定範圍內。一旦胰島素發生失調，代謝疾病將趁隙作亂！

代謝疾病的可怕之處，在於發病之前，幾乎完全沒有徵兆。一旦發病就變得相當嚴重，甚至瞬間奪命。唯有胰島素平衡，才能平息這場致病風暴。

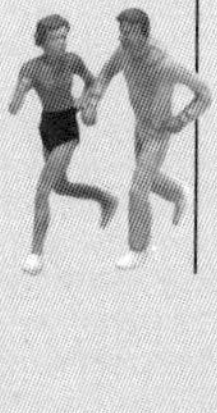

01
失控胰島素，
竟成健康大破口？

肥胖、糖尿病、腦心血管疾病層出不窮，真正問題核心，都出在「胰島素失調」！

「蕭院長，我全身上下都感到不舒服，看了醫生也找不出病因！」一位好友的哥哥對我說。

一看他滿臉疲憊的神色，加上中廣型身材，大致評估是不是有血糖失調的問題！

「你怎麼知道！我的血糖值常常飆高，真的很難控制啊！」他一聽大驚。我不免心想，這都是「儲存能量」失控惹的禍。

每個人都是行走的未爆彈？

一旦身體的胰島素代謝失常，每個人無形中都成了行走的未爆彈。

醫學界或許需要對「胰島素」重新做出一番全新的認知，當他們對於胰島素的認知仍停留在「是負責把血糖送入細胞內利用的荷爾蒙」，我卻早已對此有著截然不同的看法。

我把胰島素稱為「**人體最偉大的荷爾蒙**」，原因無它，因為人體「儲存能量」

的偉大重任，就是交由胰島素負責，血糖調控其實只是一小部分的功能而已。這項負責人體儲存能量的重責大任，一旦發生失調，後果將會非常嚴重！

針對世界衛生組織所公布的數據，二〇一三年全球死於腦心血管疾病的人數高達一千七百一十萬人，中國大陸目前確診的糖尿病患者為一・一億人，糖尿病前期人數更高達五億人，如今的肥胖人口比例更不在話下。根據法國最大型肥胖研究計劃，肥胖與過重比例超過百分之六十，這些全都是「胰島素失調」的傑作！

大數據分析，找出地雷區

「高達六成的肥胖和過重，難道都沒有辦法提早預防嗎？」很多人都會這麼問。

這個資訊爆炸、人人低頭的時代，無疑為生活帶來了大幅度的衝擊與改變，同時大大提升民眾對於自身健康的迫切需求，然而很多人只是淪為網路流言的轉發工具，讓自己陷入無謂的恐懼而已。

大家對於疾病似乎都很想「有所作為」，卻不知道怎麼做才對。其實，重點不在於怎麼做，而是在於該如何發現真相！

因此，當醫學從病理角度，甚至是分子醫學的觀點（例如人體基因解密）看待代謝疾病的問題，我則傾向從人體「能（熱）量利用」的宏觀角度來全面審視。

於是，透過胰島素的分析數據、飲食習慣的差異、飲食環境的發展、肥胖的趨勢、慢性病的流行病學等，加上參考許多醫學先輩已完成的珍貴研究資料（例如JAMA文獻等），前後歷經約十年的時間，終於整理出牽動整個發展脈絡，**威脅現代人健康的代謝疾病，原來就是致命的胰島素風暴。**

當初只是起源於一個很簡單的發想，開始蒐集並閱讀大量的研究文獻，其中包括討論胰島素阻抗（Insulin Resistance, IR），許多文獻內容都直指：胰島素阻抗，正是導致糖尿病與腦心血管疾病的原因。

但我卻發現一道沒有被解釋的破口，胰島素既然是這麼重要的病因，那麼為何那時的醫學檢查都沒有列入胰島素？這才是關鍵命題。

於是，為了進一步找到真相，我決定與聯合檢驗所合作，開始大量檢查民眾的胰島素，對象包括一般的民眾、肥胖人口、糖尿病患者，甚至還擴及身體無多餘脂肪、健康的年長者；然後把收集到的大量胰島素檢驗數據（大數據分析），同時比對肥胖程度、飲食習慣、血糖、糖化血色素、血脂肪、肝功能、腎功能的相關性，找出導致病變的地雷區。

（協助研究的聯合檢驗所是採用 Bayer 公司的胰島素檢驗試劑，檢測空腹胰島素，正常值為三．〇至二十五．〇 mU/L）

胰島素失調，代謝疾病提早拉警報！

「找到了問題核心，一切是不是就有解答了？」問對了問題，難題就已經解決了一半。

果然，最後的數據資料總結出一個非常驚人的結論：從民眾的飲食習慣、飲食環境的發展，以及現在死亡率最高的代謝疾病，**真正問題核心，在於「胰島素**

失調」。也就是說，人體對於熱量的處理過程發生了重大問題，而且，這種胰島素失調的現象，竟普遍發生在每個人的身上。

根據這份研究心得，可以歸結出環環相扣的「**胰島素風暴**」理論（參見圖五），完整詮釋整個代謝疾病的發展全貌。

肥胖、代謝症候群、糖尿病、腦心血管疾病等代謝疾病，整個發展脈絡可說是一個非常複雜的過程，其中牽涉到許多危險因子，例如：高胰島素血症、肥胖、胰島素阻抗、瘦體素抗性等，每個危險因子之間又會彼此牽扯，錯綜複雜。

透過這個理論基礎，協助大眾瞭解代謝疾病的整個發展過程，於是那些平常觀察到的許多現象，就都有了合理的解釋，包括：為何肥胖者的食量很大？不喜歡運動，很容易罹患高血壓、糖尿病、腦心血管疾病？血脂肪也容易失調？為什麼許多糖尿病患者需要裝支架？又為何有些人支架才裝不久，馬上又塞住了？種種原因與答案，毫無懸念都指向同一個風暴核心——胰島素。

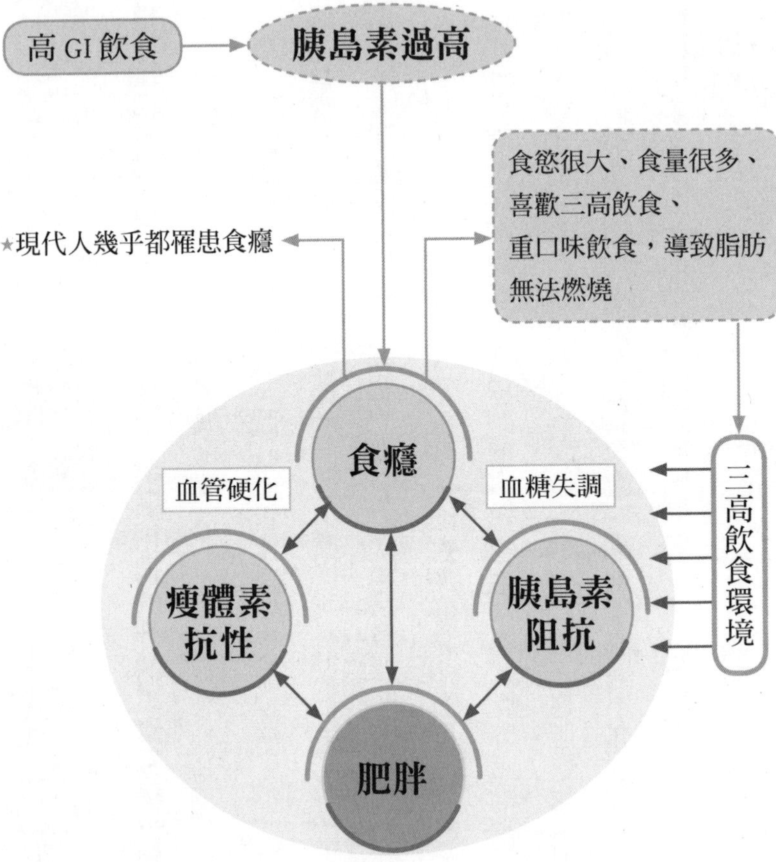
高 GI 飲食
胰島素過高
★現代人幾乎都罹患食癮
食慾很大、食量很多、喜歡三高飲食、重口味飲食，導致脂肪無法燃燒
食癮
血管硬化
血糖失調
瘦體素抗性
胰島素阻抗
肥胖
三高飲食環境

圖五 胰島素風暴理論

02
四道致命風暴，令代謝疾病滯留體內！

當心！四大關鍵致病風暴，正是導致疾病旋風不斷擴大的主因。

胰島素風暴是由好幾個危險小風暴匯集而成，層層疊疊、互相牽動，最終聚合成最致命的一記重擊，使人染患疾病！

其中的四大關鍵致病風暴，正是導致疾病旋風不斷擴大的原因：

風暴一：食癮現象

——致病危機：代謝失調啟動惡性循環

高GI飲食引發高胰島素血症，高胰島素血症進一步引爆食癮現象；胰島素很高的食癮者，又特別喜好高糖、高脂、高熱量飲食（三高），攝取這類飲食的人，又會讓胰島素飆升得更高，進入一種惡性循環的狀態。

所謂的GI值（Glycemic Index），指的就是升糖指數或糖化指數，大約在一九八〇到一九八一年由大衛・詹金斯教授（David J. Jenkins）和其同事研究發展出來，針對含有碳水化合物食物的辨識系統，升糖指數越高的食物，代表這類食物所含的糖分會被身體快速吸收，導致飯後血糖迅速飆升，胰臟必須分泌大量胰島素來因應，長期會造成血中胰島素過高的現象；而升糖指數較低的食物，通常含糖分較低或富含纖維，由於糖分吸收較慢，飯後血糖較為平穩。

血中胰島素過高會造成一種食癮現象，將誘發強烈的食慾，吃多、動少，負面效應跟著接踵而至，由此啟動第一個風暴圈。

風暴二：肥胖威脅

——致病危機：身體發炎衍生致癌風險

處在三高飲食的環境底下，食癮患者的飲食習慣很容易攝取過多熱量，引起惱人的肥胖問題。

當身體攝取過多的熱量，血中過高的胰島素會立即把過多的熱量，轉化成脂肪儲存下來。在人體的生化反應裡面，胰島素會活化脂肪合成的每一個步驟，同時，胰島素也會抑制脂肪分解的每一個步驟，讓脂肪細胞內的脂肪「只進，不出」，結局當然就是更加的肥胖！

肥胖以後的問題，如同滾雪球一般，只會變得越來越大，肥胖者的脂肪組織會分泌大量不同的前發炎細胞激素（proinflammatory cytokines），包括 TNF-α、IL-6、IL-1β 等，也會分泌瘦體素（Leptin）、阻抗素（Resistin）等結構類似發炎因子的荷爾蒙，引發**長期的發炎反應，進而啟動粥狀動脈硬化、血管內皮增生**等病變。

肥胖者的身上通常持續進行著慢性發炎反應，更嚴重的是，肥胖以後，會讓體內唯一可以保護心血管的荷爾蒙——脂聯素（Adiponectin）分泌量大幅降低，使得心血管保護機制被完全打破。

肥胖也會加速胰島素阻抗的發展，讓血糖調控逐漸失能；過大的脂肪細胞也會增加女性荷爾蒙的分泌量，這會大大提高罹患「**荷爾蒙餵養型癌症**」的危險性，包括十大癌症排行榜上有名的大腸癌、乳癌等。

肥胖也會讓胰島素阻抗變得越加嚴重，肥胖以後，脂肪細胞會分泌大量的瘦體素與阻抗素，同時減少脂聯素的分泌，導致胰島素阻抗更加嚴重，血中胰島素也會越高，形成惡性循環。另外，肥胖者攝取大量的脂肪食物，血中游離脂肪酸很高，高游離脂肪酸會驅動發炎因子來改變胰島素的訊號，讓胰島素阻抗更加嚴重，由此啟動第二個風暴圈。

風暴三：瘦體素抗性（Leptin resistance）

——致病危機：提高糖尿病與心臟血管疾病

瘦體素是一種由脂肪細胞分泌的激素，作用是回饋調節身體脂肪的合成，簡單說就是當脂肪細胞太多時，會藉由瘦體素抑制大腦食慾，以減少熱量及脂肪的攝取。

瘦體素也是身體的「肥胖訊號」，肥胖以後，脂肪細胞變大，身體會啟動體重自動調控機制，過大的脂肪細胞會分泌瘦體素通知大腦：「你已經太胖了！」

當大腦接收到瘦體素的訊號，就會啟動降低食慾，提高基礎代謝率的機制，讓過多的脂肪燃燒掉，以恢復原本的身材。隨著肥胖程度的增加，由於脂肪細胞不斷分泌瘦體素，導致大腦產生「**瘦體素抗性**」（然而瘦體素抗性形成的機制仍有爭議，但這裡以為應該是類似胰島素阻抗形成的機制），大腦接收不到瘦體素的訊號，脂肪細胞會不停地分泌瘦體素，導致血中瘦體素值太高，越是肥胖，血中瘦體素的含量則越高。

◆瘦體素升高，提高血中胰島素含量

研究顯示，瘦體素升高會連帶使得血中胰島素增加，兩者成正比，這有可能是透過降低脂聯素的分泌量，並增加阻抗素的分泌量，導致胰島素阻抗強化的結果。所以，**肥胖以後的胰島素只會越來越高**。另外，肥胖者攝取大量的三高飲食，這類飲食迫使胰島素更高，胰島素阻抗越加嚴重，形成惡性循環。

瘦體素結構類似發炎因子，也會引發血管壁的發炎反應，另外，血小板上也有瘦體素的受體，瘦體素會與血小板結合，發揮如同黏著分子的效應，促成血小板凝集，很容易形成血栓，造成血管阻塞。研究報告也顯示出，**瘦體素過高與冠狀動脈疾病有密切關聯**。

此外，瘦體素升高會打破腦心血管的保護平衡，這個平衡是由脂聯素與阻抗素的分泌量來維持，若是肥胖者的瘦體素太高，將會進一步減少脂聯素的分泌量，並增加阻抗素的分泌量。

◆脂聯素，有助調控血糖、保護心血管

脂聯素是由脂肪細胞分泌的細胞激素，是脂肪細胞所分泌的荷爾蒙中唯一可以保護心血管的荷爾蒙。越瘦的健康者會分泌更多脂聯素，但在肥胖、冠狀動脈疾病、糖尿病患者，以及高血壓者的身上，脂聯素數值則會大幅降低。

同時，脂聯素會抑制 TNF-α、IL-6 等的表現，也會抑制氧化壓力的生成，也有助於鬆弛血管（Vasodilatation），並防止血栓的形成，整體作用與效果都對心血管提供了良好的保護作用。

脂聯素也會提升胰島素的敏感性，降低胰島素阻抗，降低血中胰島素含量，有助於血糖調控，但脂聯素對於心血管的保護似乎更為明顯。

肥胖者由於分泌較低的脂聯素，相對地，心血管疾病與糖尿病的危險性也會

隨之增加，經研究顯示：**低脂聯素血症（Hypoadiponectinemia）是冠狀動脈疾病（CAD）、高血壓、糖尿病的重大危險因子。**

阻抗素的作用正好與脂聯素相反，肥胖者分泌較高的阻抗素，阻抗素會促進發炎因子的生成，也會增加內皮細胞的黏著分子（adhesion molecule）的表現，**阻抗素也會促進胰島素阻抗**。

因此，一旦人們產生肥胖問題以後，將打破脂聯素與阻抗素的分泌平衡，導致血管硬化，高血壓、腦心血管疾病的危險性增加，由此啟動第三個風暴圈。

風暴四：胰島素阻抗（Insulin resistance）

——致病危機：引發第二型糖尿病與腦心血管疾病

胰島素是開啟身體細胞攝取血糖的鑰匙，健康的人在一定濃度的胰島素分泌之下，就能將血糖維持在正常的濃度範圍內。

一旦血中胰島素過高，就很容易引發「胰島素阻抗」，「胰島素阻抗」已被醫學界公認為第二型糖尿病的主要病因。

最新的胰島素阻抗理論：持續性高胰島素血症會升高血中三酸甘油酯、游離脂肪酸、低密度脂蛋白（LDL），並降低高密度脂蛋白（HDL）；而且血中游離脂肪酸過高，會活化內在免疫系統，分泌前發炎細胞激素，包括 TNF-α、IL-6、IL-1β，這些**前發炎細胞激素將會改變胰島素的訊號**，在肌肉細胞、脂肪細胞與肝臟細胞形成胰島素阻抗，進而影響整個糖分的吸收過程，由此啟動第四個風暴圈。

◆在低胰島素的情況下：

血糖調控會走「IRS-1 tyrosine Phosphorylation/PI-3 kinase pathway」路徑，這條路徑會活化內皮細胞來生產一氧化氮（NO），一氧化氮可以鬆弛血管並抗血栓的形成，對血管產生保護作用，以及有效合成肝醣。

◆當血中胰島素過高時：

如此則會改變胰島素的訊號，血糖調控反而走另一條「MAP Kinase Pathway」

的路徑，這條路徑不僅血糖不易進入合成肝醣，也不會活化內皮細胞產生NO，反而會促進內皮細胞發炎、細胞增生、內皮變厚，促進血栓的形成，也會活化脂肪合成，讓糖分都轉成脂肪儲存，身體肥胖。

所以，**胰島素阻抗生成時，不僅會影響血糖的利用，同時也會啟動心血管的傷害！**這就可以解釋，為何許多糖尿病患者都會併發腦心血管疾病的原因。（參見圖六）

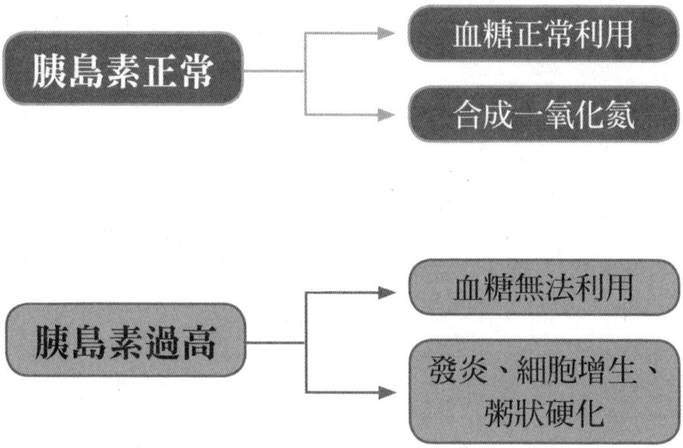

圖六 胰島素阻抗（**Insulin resistance**）

這裡要再重述一個很重要的觀念：**當血中胰島素過高，才會啟動胰島素阻抗；若是血中胰島素降低，並不會造成胰島素阻抗！**

當胰島素阻抗生成以後，血糖不容易進入細胞內利用，過高的血糖會迫使胰臟代償性地分泌更多的胰島素來因應，胰島素阻抗越嚴重，血中胰島素更高，這會反過頭來讓胰島素阻抗更嚴重，形成標準的惡性循環。

根據美國糖尿病協會（American Diabetes Association, ADA）二〇一三年的指導方針（guideline），胰島素阻抗與持續性的高胰島素血症，被發現在血脂失常和高血壓者的身上，**胰島素阻抗是第二型糖尿病與腦心血管疾病的強力危險因子。**

胰島素風暴的加乘效應

——致病危機：形成血栓，爆發腦心血管疾病的危險性

風暴圈內的食癮、肥胖、胰島素阻抗，或是瘦體素抗性，會彼此互相牽扯，最後導致血中胰島素更高，同時令四大風暴各別放大，讓胰島素風暴如同加乘效

應一般，加劇對身體的傷害。

由於現代飲食的影響，幾乎每個人血中的胰島素都太高，也就是說：**現代人的身上都有個胰島素風暴在進行**，等於每個人都是「半健康人」的說法，我曾推論，胰島素風暴形成的時間，可能比我們想像的時間更早。

大家應該要超前部署，斷開危害，在風暴形成之前就先行削弱力道，做好健康的行動和準備。

03

當暴風圈籠罩，**三高**、**糖尿病**、**心血管疾病**、**癌症**蜂擁而至！

代謝疾病的可怕之處，在於發病之前，幾乎完全沒有徵兆。一旦發病就變得相當嚴重，甚至瞬間奪命。

「為何代謝疾病又稱為慢性病？」主要原因在於，胰島素風暴的發展非常緩慢，若要達到發病階段，往往需要三、四十年的發酵時間。

「發展這麼緩慢，這樣看起來好像沒有太大的危害啊？」如果你也這樣想，那就大錯特錯！

忽視代謝症候群，就如青蛙效應

大家都聽過「溫水煮青蛙」的理論，我們往往忽略那些逐漸產生的威脅，這份大意使得自己最後甚至來不及做出反應。

如果把胰島素風暴納入「時間」因素來加以觀察（圖七），就可以將整個代謝疾病的發展，大概分為三大階段：「**年輕肥胖階段**」（食癮階段）、「**中年肥胖階段**」（代謝症候群階段）、「**慢性病階段**」。

胰島素風暴的三階段理論

胰島素風暴所引發全身代謝疾病，可分為三階段：

- 第一階段：**年輕肥胖階段**（或稱食癮階段）
- 第二階段：**中年肥胖階段**（或稱代謝症候群階段）
- 第三階段：**慢性病階段**（如三高、心血管疾病、肺病、糖尿病、癌症等）

由此可知，代謝疾病的可怕之處在於年輕時除了肥胖以外，可說幾乎完全沒有任何徵兆，如此一來，就會讓民眾每天放心地大吃大喝，根本不會警覺到危機的來臨。但是到了中年，一旦發病就變得相當嚴重，甚至瞬間奪命。

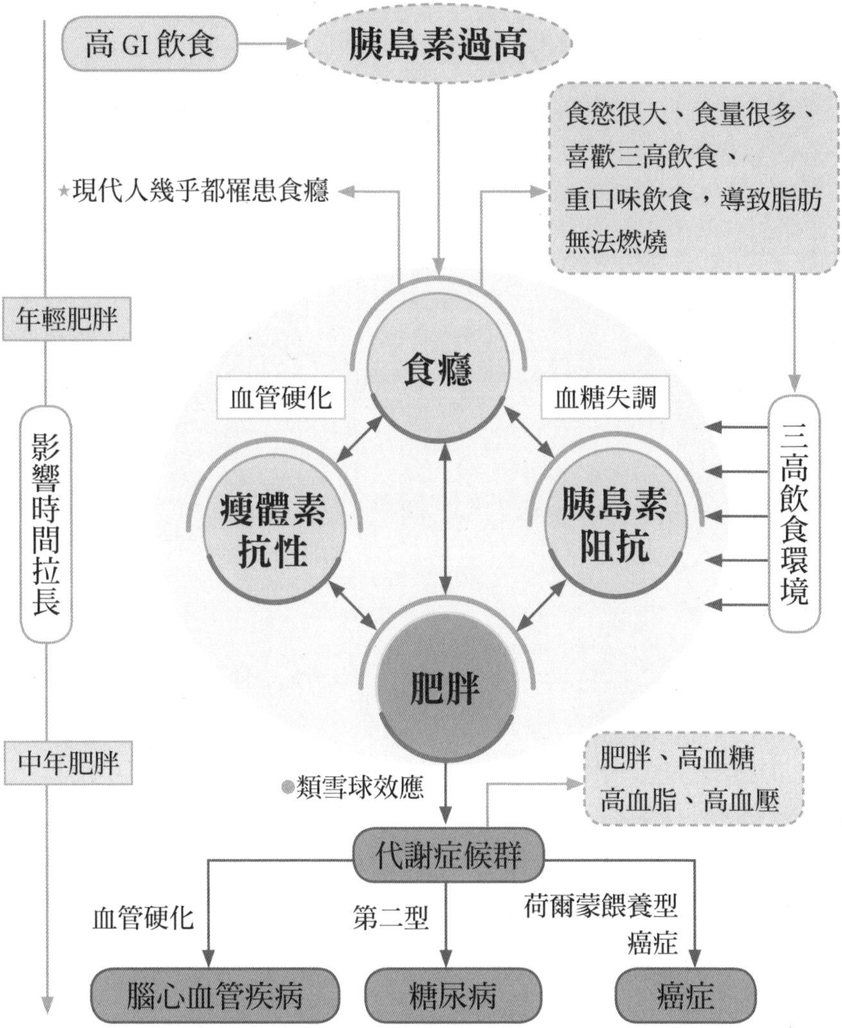

圖七 胰島素風暴擴大版示意圖

胰島素風暴屬於連續性的影響，隨著時間跨度的拉長，對於身體所造成的傷害，也會越來越大。

走到中年時期，許多人不免都會進入「代謝症候群」（Metabolic syndrome）階段，代表身體的代謝機能已經慢慢變差了，不僅腹部堆滿脂肪，還會合併三高症狀——高血糖、高血壓、高血脂。

關於「代謝症候群」的界定標準：中年腹部肥胖，加上三高問題，只要符合其中三項，就可以確診為「代謝症候群」的一員。

「代謝症候群」的診斷標準

根據衛福部的定義，只要符合下表所列五項指標中的三項或以上，就是符合「代謝症候群」的診斷標準：

1、腰圍	男性≧90公分、女性≧80公分
2、三酸甘油酯	≧150毫克／100毫升（mg/dL）
3、高密度脂蛋白膽固醇（HDL-C）	男性≦40毫克／100毫升（mg/dL） 女性≦50毫克／100毫升（mg/dL）
4、血壓	≧130／85毫米汞柱（mmHg）
5、空腹血糖	≧100毫克／100毫升（mg/dL）
※符合表內三項或三項以上，就符合代謝症候群診斷標準	

醫學界已經公認，**代謝症候群正是慢性病爆發的前兆，罹患糖尿病的危險性是一般人的七倍，罹患腦心血管疾病是一般人的三倍！**

有篇醫學雜誌的評論文章，標題正是：「肥胖、高血壓、高血脂、高胰島素血症成為**死亡四重奏**」（A truly deadly quartet: obesity, hypertension, hypertriglyceridemia, and hyperinsulinemia），指的就是代謝症候群，這群代謝症候群人口，代表他們的身體已經被胰島素風暴傷害超過三、四十年的時間，已經到了「**健康最後防線**」，再往前跨一步，就會進入疾病的噩夢。

根據中研院最新研究報告顯示：台灣四十歲以上的男性「代謝症候群」人口高達百分之五十五，女性「代謝症候群」人口則高達百分之五十，竟然有這麼多的人都在「等生病」？

然而，二〇一七年疾病管制署卻只提出一個「男九〇，女八〇」不痛不癢的口號，當時我就認為台灣應該設立「代謝症候群防治中心」，加強代謝症候群的防治工作。

醫界專家實證，胰島素風暴讓疾病叢生

臺大醫院陳慶餘醫師曾經在國健署所出版的《代謝症候群防治工作手冊》中，提出了一個「海浪理論」。

他把高胰島素的影響形容成海底層的堆積，越靠岸邊，海底層就越積越高，離海岸很遠時，浪頭則非常小，越靠近岸邊，海浪越大。他用海浪理論形容胰島素的影響，文章當中也提出「三段式理論」，可說與我在「胰島素風暴」所提出的「三階段理論」相似。

美國糖尿病防治計劃召集人，率先提出「胰島素阻抗」（insulin resistance）一詞，曾經在代謝症候群與糖尿病研究作出卓越貢獻的傑拉德・瑞文醫師（Dr. Gerald M. Reaven）在一九九九年曾發表了一篇文章，名為〈胰島素阻抗：一隻小雞變成一窩〉（Insulin Resistance: A Chicken that Has Come to Roost.），用來說明胰島素阻抗所造成的深遠影響，實證結果雷同於我所提出——「胰島素風暴」的滾雪球效應，只是很可惜，當時他尚未討論到**胰島素阻抗背後真正的原因，正**

是「高胰島素血症」！

根據長期的觀察與研究心得，個人強烈建議：空腹胰島素的正常值應該落在**三・〇至五・〇 mU/L，但不應低於三・〇 mU/L！**

為了確認個人看法的正確性，進一步搜尋相關資料，其中發現瑞典一位提倡舊石器時代飲食型態的醫師斯戴芬・林德伯格醫師（Dr. Staffan Lindeberg）也建議空腹胰島素的正常值應該在三・〇至五・〇 mU/L。此外，美國亞利桑那州曾做過一項調查發現：婦女的空腹胰島素八・〇比起五・〇的人，罹患糖尿病前期的危險性高出兩倍；婦女的空腹胰島素二十五・〇比起五・〇的人，罹患糖尿病前期的危險性高出五倍。

華盛頓大學的研究者史蒂芬・基文納特（Stephen Guyenet）寫到，美國人的空腹胰島素的平均值，男性是八・八，女性是八・四（個人強烈懷疑這個數據太低），導致現在整個美國國民都有相當程度的代謝失調。因此，建議空腹胰島素應該要低於八・四以下。

同時，根據美國梅爾科拉醫師（Dr. Mercola）的說法：「有鑑於胰島素太高會導致肥胖、促進胰島素阻抗的發展、促進發炎反應的進行、降低 HDL-C、增加 LDL-C，我建議空腹胰島素不應該高於五．〇……。」無疑證實了這個說法。

唯有控制好胰島素的數值，才能夠期盼身體為我們帶來長治久安！

04

糖分滯留、血管氧化，糖尿病上身！

血中糖分過高會導致糖化蛋白過高，形成糖毒性（Glycotoxity）。糖毒性會加速細胞膜的氧化，特別是造成末梢微小血管的嚴重傷害，糖尿病的併發症無論是白內障、腎臟病，或是需要截肢，都是末梢微小血管受傷造成的。

慢性病一如代謝症候群，也是胰島素風暴持續肆虐下的最終結果。

隨著胰島素阻抗越來越嚴重，血糖利用率越差，過高的糖分滯留在血液中，形成糖尿病，血中糖分過高會導致「糖化蛋白」（Glycoprotein）過高，形成**糖毒性（Glycotoxity）**。

血糖過量，器官泡在糖水中？

「蕭院長，前面提到那麼多高胰島素血症，其實都是食癮造成？糖分只是其中的一種而已，真的有那麼嚴重嗎？」

所謂的血糖，指的正是血液中的葡萄糖，那些消化後的葡萄糖，經由小腸進入血液，再被運輸到身體的各個細胞，本來是細胞的主要能量來源。問題來了！一旦血糖過量，就會堆積在血液裡面，就等同身體器官全都泡在糖水中啊！

過多的糖化蛋白會加速細胞膜的氧化，尤其是末梢微小血管，因此，糖尿病的真正傷害都在**末梢微小血管的失能**所造成，包括：洗腎、白內障、截肢等，糖毒性也會傷害胰臟細胞的正常功能。

此外，除了糖毒性，高胰島素血症者的血中游離脂肪酸很高，高游離脂肪酸會造成**脂毒性（Lipotoxity）**，糖毒性與脂毒性會聯手傷害胰臟功能，導致糖尿病患者到了末期胰臟功能喪失（Pancrea failure），無法再分泌足夠的胰島素，從第二型糖尿病轉成第一型糖尿病。

肥胖者，容易染患糖尿病？

由於「胰島素風暴」共伴效應的影響，身上脂肪過多會導致肥胖者的「胰島素阻抗」比一般人更為嚴重，這可以清楚的解釋，為何糖尿病的人都比較胖。

台灣高達一百七十萬名糖尿病患者，罹患糖尿病以後，血糖越來越高，身體如同泡在「糖水」裡，糖化蛋白也會更多，引發**梅納反應（Maillard reaction）**，許多老化疾病便相繼而至，包括白內障、嚴重感染（免疫力衰退）、截肢、洗腎、裝支架都會緊緊相伴。

矯正平衡，健康 Update

梅納反應

當食物中的還原糖（碳水化合物）與胺基酸／蛋白質，在常溫或加熱時發生的一系列複雜反應，導致生成棕黑色的大分子物質——類黑精或擬黑素。

因為麵粉內含有糖分，經過烘烤就會變成焦黃色的麵包皮。人的細胞也是一樣，如果血液中糖分過高，這些糖分會與蛋白質結合成「糖化蛋白」，會包覆在細胞膜上面，一旦被糖化蛋白包覆，細胞膜便很容易被自由基氧化破壞，就如同焦黃色的麵包皮一般，所以又稱作為「麵包皮效應」。

糖尿病的身體無法利用糖分，缺乏能量，會轉而利用身體的脂肪與肌肉作為燃料。如果把身體形容成房子，糖尿病就如同嚴冬的時候，沒有錢買柴火，必須拆家裡的床、桌子、椅子、沙發來當作燃料取暖，最後連橫樑也拿去燒了。所以末期糖尿病患者，個個有如風中殘燭，外表看起來乾乾瘦瘦，令人相當不忍！

關於糖尿病大致分為兩型：

◆**第一型糖尿病**（type 1 diabetes, T1）：僅佔全部糖尿病人口的百分之五。主要是由於遺傳因素，或者是疾病的影響，造成胰臟無法分泌胰島素，或胰島素分泌不足；這類型的糖尿病患者通常必須依靠注射胰島素來延續生命。

◆**第二型糖尿病**（Diabetes mellitus type 2,T2DM）：約佔全部糖尿病人口的百分之九十五。

由於血中胰島素過高引發「胰島素阻抗」所致，治療初期並不需要注射胰島素，但是，由於胰臟長期大量分泌胰島素，過度工作的結果，加上糖毒性（血中糖分過高）與脂毒性（血中游離脂肪酸過高）對胰臟的長期傷害，最後可能從第二型糖尿病轉成第一型糖尿病，因此也必須注射胰島素。

氧化傷害，導致血栓、細胞癌化

當走到了代謝症候群階段，血管粥狀動脈硬化情況已經很嚴重，通常代謝症候群人口的血中胰島素都非常高，經常高於三十以上，血中胰島素這麼高，代表胰島素風暴的傷害更加快速，無論是過高的胰島素，或是脂肪細胞的發炎因子、心血管傷害性荷爾蒙、高血脂、高血壓，都會聯手加速傷害血管壁，或是讓血管內皮加速增生、變厚。

當血管內徑越來越窄，代謝失調也會讓血小板更容易凝集形成血栓，一旦血栓堵塞血管，堵在腦血管或是高血壓導致脆弱的血管爆裂，將引發腦心血管疾病，堵在冠狀動脈就會引發心肌梗塞。更糟糕的是，由於代謝情況沒有改善，病患往往會發生第二次或第三次中風或心肌梗塞。

如今大腸癌與乳癌的發生率這麼高，相信與高胰島素血症和肥胖有著密不可分的關係，正因為肥胖者的脂肪細胞會分泌大量的女性荷爾蒙，女性荷爾蒙與胰島素都是促成組織增生的荷爾蒙，組織不當增生，就很容易發生癌化，所以才被稱為「**荷爾蒙餵養型癌症**」。

此外，高胰島素血症患者與肥胖者的飲食習慣都不佳，長期攝取含有大量自由基的油炸食物或高糖飲食，加上缺乏攝取植物纖維，致使腸道菌叢生態完全惡化，這些都是導致大腸癌的主因，只能說不可不慎！

05

發炎、組織增生，成為餵養癌症的元凶！

你只是看起來瘦而已，內臟卻堆滿了脂肪，
不知不覺已經造成高胰島素血症！

「蕭院長，看著您的研究報告，肥胖、過重好像會為健康帶來巨大威脅！不過還好，我的身材還算中等。」

肥胖，不只給予疾病近身的機會，更會打破心血管的平衡機制！

血管發炎，引爆腦心血管疾病

有位名為威廉・奧斯勒（William Osler）醫生曾經說過：「一個人的年齡就像他的動脈一樣老！」原來健康與否，端看動脈「年不年輕」；如果動脈又老又塞，疾病也將離你不遠了！

當血管開始發炎，上皮的損傷會吸引膽固醇前來填補，吞噬細胞會吞噬膽固醇形成泡沫細胞，泡沫細胞會鑽入血管內皮破裂死亡，導致血管上皮附上一層層如粥狀的痂痕組織，持續囤積把血管塞住，造成血管內徑會越來越窄，因而限制了血流，稱之為「粥狀動脈硬化」。

另外，胰島素也具有讓組織增生的作用，長期血中胰島素過高會導致血管內皮不斷增生，血管內皮越厚，內徑越窄。

除了血管內徑越來越窄，血小板上面還有瘦體素的受體，進一步結合瘦體素，造成大小不一的小血塊，稱為「血栓」；一旦血管內徑過窄，這些血栓就很容易堵塞血管；如果堵塞在供應心臟養分與氧氣的冠狀動脈，就會引發「心肌梗塞」，若是堵在頸動脈或腦血管內就會引發「腦中風」！

硬化的血管壁通常非常脆弱，當血壓不斷升高，可能把血管壁整個衝破，導致血管破裂，這通常發生在較小的腦血管，稱為「出血性中風」！

根據資料統計，「心肌梗塞」與「腦中風」合併稱為「腦心血管疾病」，這短短六個字的代價是，每年至少奪走一千七百萬人的生命！

血管變油管，不斷加壓的高血壓

動脈就是人體的「生命線」，專責氧氣、養分、荷爾蒙、白血球、酵素等所有與細胞、組織正常運轉所需材料的運送，如果動脈嚴重阻塞，大腦或心臟會立即報銷！

現代人的動脈都嚴重堵塞，也容易破裂。美國曾經解剖越戰死亡士兵的屍體發現，二十歲不到的年輕人，血管已經被厚厚的膽固醇給堵塞！

現在人人聞「膽固醇」色變，其實**「血中胰島素過高」才是導致血管硬化的真正元凶**，膽固醇過高，只不過是胰島素引發的眾多效應裡的一小項。

胰島素過高或肥胖會導致血管壁發炎程度加劇，造成血管表皮的損傷，膽固醇就如同「水泥」，會填補發炎的損傷部位。

「好」的膽固醇（ＨＤＬ）是負責把膽固醇送回肝臟分解，「壞」的膽固醇（ＬＤＬ）則是負責把膽固醇送往血管，血中「壞」的膽固醇含量，可以反映血管發炎的程度。

因此，當血管的損傷越厲害，身體會生產更多的膽固醇，導致「壞」的膽固醇的比例越來越高，加上肥胖的人喜歡攝取高脂食物，導致血中的三酸甘油酯過高，結局就是「血管變油管」，血管內皮組織損傷會誘使膽固醇來「填平」，只是膽固醇不斷「填平」的結果會讓血管壁越來越厚，越來越塞。

此外，當血管因為粥狀動脈硬化變得越來越狹窄，血流通過時，血管壁承受的壓力會增加，也就形成所謂的「高血壓」。

高血壓會造成血管壁更嚴重的二度傷害，血壓過大會陷入血管壁不斷沖刷損傷、膽固醇不斷填補的惡性循環，讓血管更加速硬化，管徑越來越小，血壓更高，沖刷效應將更為嚴重！

高胰島素，成為餵養癌症的元凶

肥胖者的血中胰島素都很高，引發組織的「增生效應」，很容易進一步癌化，形成癌症。

這種「增生效應」會隨著血中胰島素越高而越嚴重；同時，脂肪細胞也會分泌雌激素（女性荷爾蒙），越胖則脂肪越多，雌激素的分泌量越高，會刺激組織的增生癌化，這類型的癌症稱之為「荷爾蒙餵養型癌症」，包括：乳癌、子宮內膜癌、前列腺癌，以及大腸癌；加上肥胖的人免疫系統較弱，減弱的免疫系統可能無法有效殺死癌細胞，會讓癌症更容易上身。

根據衛福部每年公布國人的十大死因，統計顯示，大腸癌死亡人數有節節攀升的趨勢，為何大腸癌會突然超越其他癌別？

現代人的平均胰島素越來越高，應該是最重大的元凶！

胰島素過高引發肥胖體質，肥胖體質的人最喜歡的高糖、高脂、高熱量飲食，會吃下大量的毒素，產生大量的自由基，增加身體的氧化壓力，加上肥胖體質的人飲食口味很重，容易吃下一大堆食品化工原料，都是誘發大腸癌的原因。

而且肥胖體質的人，通常缺乏膳食纖維，而膳食纖維正是腸道有益菌最重要的食物；長期缺乏會造成腸道有益菌不足，讓害菌大量孳生，這些害菌所產生的毒素也是造成大腸癌發生的重要原因。

另外，過高的胰島素也會促使腸道細胞不正常增生，容易導致突變；病理學上，癌症的成因就是「細胞突變」。

在未來的二十年，癌症發生率將會成長百分之七十五，代表著「胰島素風暴」將加速持續肆虐人類社會，我們不該只是坐以待斃，捍衛自己的健康，應該有所行動！

Chapter 3

減醣自癒力，
打造好體質，遠離代謝症候群！

「矯正代謝5.0」Update計劃的理論：逆轉雪球滾動的方向，讓它越滾越小，最後讓整個胰島素風暴完全消失，身體的代謝恢復正常。代謝正常後，你就不會再輕易復胖了！

健康人瑞之所以享有一輩子「長壽養生」的祕訣，就是他們的代謝很正常。透過這項Update計劃，作為個人日常健康的管理，有助維持矯正代謝平衡。

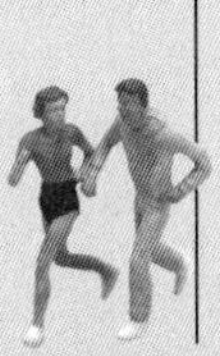

01
健康超前部署，遠離代謝症候群！

糖尿病患者長久下來可能會因為無法利用血糖，轉而大量燃燒身體脂肪，最後導致酮酸中毒（Ketoacidosis），嚴重時甚至可能致命！

「蕭院長，我常常流汗、身體有異味，是否就代表有酸性體質？」

「多吃肉是不是會讓身體變酸？蚊蟲經常叮咬，代表血液是酸的嗎？」

諸如這些問題，老是讓人一頭霧水，正因為正統醫學很少討論「酸性體質」這個議題，雖然醫學上有所謂的「酸中毒」（Acidosis）、「鹼中毒」（Alkalosis）的病名，指的是血液酸鹼值低於或超過七．三五至七．四五所引發的急性症狀。

酸鹼失衡，身體大暴走！

一般而言，人體在正常生理狀態下，血液的pH值會恆定在七．三五至七．四五之間，呈現弱鹼性，要是酸化的血液持續堆積在關節或臟器中，將導致慢性發炎反應，新陳代謝受到阻滯，相對部位的疾病就會因運而生，此時，代謝疾病就會透過症狀開始大暴走。

流汗是一種排毒作用，適度的運動對身體反而是好事；相對來說，要是**經常感到疲倦、體力不支、耳鳴、失眠、腹瀉，做任何事都提不起勁，可能就有酸性**

體質了！

其中，糖尿病患者長久下來可能會因為無法利用血糖，轉而大量燃燒身體脂肪，最後導致酮酸中毒（Ketoacidosis），嚴重時甚至可能致命！

矯正平衡，健康 Update

關於酮酸中毒

這是一種糖尿病併發症，屬於病理性代謝狀態，通常發生在第一型糖尿病患者身上。一旦發生酮酸中毒，人體就無法控制酮類的產生，當血液中酸性代謝產物增多，將導致酮酸堆積，使得血液pH值降低，極端嚴重的情況下，甚至會有生命之危。另外，飲酒過量也會導致酒精性的酮酸中毒。

普遍說來，一般人很少發生血液酸鹼值出問題的情況，原因是身體的其他體液（唾液、淋巴液、組織液）與身體組織（骨頭等）會提供所有的鹼性資源，來優先穩定血液的酸鹼值。

不過，淋巴液與組織液可能已經有相當高的酸性，但是血液的酸鹼值卻依舊維持著高度的恆定，因此單單從血液的檢查，是很難早期發現酸鹼失衡的問題，這也是為何正統醫學很少討論「酸性體質」的真正原因。

酸性體質自我健康檢測表

符合	問卷題目	符合	問卷題目
☐	身材肥胖	☐	容易便祕
☐	喜歡油炸食物	☐	經常感覺非常疲倦
☐	喜歡肉食，不喜歡蔬果	☐	坐在沙發很容易打瞌睡
☐	喜歡含糖飲料、甜食	☐	很容易感冒，每年要感冒好幾次
☐	喜歡便利商店或超市的各種零嘴	☐	膚質很差，容易得各種皮膚病，傷口很難癒合
☐	喜歡美式速食	☐	情緒不穩定，經常發怒
☐	不喜歡運動	☐	經常腰痠背痛或四肢痠痛，需要靠按摩來舒解痠痛
☐	喜歡熬夜，作息很不正常	☐	三餐飲食不定時

＊如果符合以上三項，代表已經有相當的「酸性體質」，符合項目的總數可以反映身體酸化的程度，打勾項目越多，代表身體越酸。

＊另外，如果已經高度符合「肥胖體質」條件，通常代表已經屬於「酸性體質」了。

酸性爆表，男性生殖力跟著拉警報！

根據研究，肥胖與癌症病患全部是「酸性體質」，八成以上人們的體質也偏酸，所以，許多預防醫學的專家就根據這些研究，提出「**半健康人**」的說法，也就是俗稱的「亞健康狀態」。

肥胖體質會讓人傾向不健康的三高飲食，幾乎都是「酸性食物」！食物被身體消化代謝後，產生酸性的代謝物，身體就呈現「酸性體質」！

當然，空氣、飲水與食物的毒素越來越高，加上現代人不喜歡運動，減少排汗的機會，以及許多人養成晚上熬夜追劇，或是上夜店、KTV、泡網咖等，這些都是導致「酸性體質」的重要原因。總之，現代人的生活型態（包括飲食、運動、作息等）讓自己快速晉升為「酸性體質」的一員。

男性族群且當心，肥胖也會大大影響性能力！

男性肥胖很容易引發攝護腺癌，因為脂肪細胞會合成「芳香酵素」（Aromatase），這種酵素會把男性荷爾蒙轉變成女性荷爾蒙，導致男性體內的女性荷爾蒙含量大幅增加，容易引起組織增生效應，加上肥胖者胰島素更高，飲食熱量也特別高，合併成為男性攝護腺癌的致命殺手！

所以許多肥胖男性會出現胸部增大等女性特徵，男性雄風也會越來越差，性慾、性功能都大幅降低，因為維持男性雄風的男性荷爾蒙都變成女性荷爾蒙。

肥胖族通常也比較不願意運動，也是促使體質更為酸化的重要因素。此外，酸性體質也會導致免疫力大幅下降，特別容易引發身體的病變。

酸性體質，百病之源

大家都知道硫酸、鹽酸很可怕，如果細胞每天泡在「酸水」裡會怎麼樣？人體細胞所有生化反應，都必須經由酵素催化執行，微鹼的環境最適合酵素發揮作用，一旦體質偏酸，酵素的活性也會跟著下降，首當其衝的就是身體產生能量的效率垂直下降。

當人體無法產生足夠的能量，人會變得不愛動，當然更容易肥胖；另外，免疫細胞因為缺乏足夠的動能，免疫力便越來越差，身體的自癒能力也會跟著變差。

酸性物質裡面含有許多的自由基，身體將更容易氧化，是導致癌症與老化的重大原因！

為了維持血液酸鹼值的恆定，其他體液與身體組織必須釋出鹼性資源來平衡，例如從骨頭中釋出鈣質。因此，**酸性體質的人容易引發骨質疏鬆症！**酸性物質大量累積在組織中，也會令人經常腰痠背痛。

基本上，「酸性體質」對人體最大的傷害，就是能量流失、容易肥胖、免疫力降低、氧化壓力過大，同時喪失大量鹼性資源（例如：鈣、鎂、鉀、鐵等），導致酸性物質過量累積、自癒能力下降，以及酸性環境更有利於病菌與癌細胞生存發展的綜合效應。以上種種負面效應的共同影響之下，身體如何能健康？

「酸性體質」不只讓人肥胖，還會加速人體老化的速度，首先會表現在臉部的皮膚，膚質變粗、膚色暗沉、皮膚發炎、皺紋加深等，都是可能發生的現象。

基礎代謝率也會更差，更喜歡高熱量的「酸性食物」、暴飲暴食，甚至因為

「酸性體質」影響情緒，加速脂肪的合成，讓人不斷地肥胖。所以，女性如果不想變老、變醜、變胖，最好不要讓自己成為「酸性體質」。

最近，一些歐美與日本學者相繼提出「酸性體質乃百病之源」的看法，到底「酸性體質」會引起哪些病痛？

如果常常感冒、容易疲勞，根本不想動，注意力不集中，皮膚很差，這些都是「酸性體質」的人經常有的症狀。

一旦「酸性體質」影響的時間過久，或者「酸性體質」過於嚴重者，發生的症狀恐怕就不是這些小小的不舒服而已了，更重大的疾病都有可能找上門——肺結核、脂肪肝、肝硬化、各種腸胃道疾病、糖尿病、血管硬化、腦心血管疾病、骨質疏鬆症、骨關節炎、痛風、記憶力衰退、腎臟疾病與呼吸道疾病等，都和「酸性體質」息息相關，有些學者甚至認為**情緒不穩定與憂鬱症也與「酸性體質」關係密切**。

總而言之，現代人從肥胖、腰痠背痛、感冒等小毛病，一直到腦心血管疾病、癌症、憂鬱症，都跟「酸性體質」息息相關。其實，我懷疑，包括SARS、H1N1，甚至是二〇一九年末爆發的新型冠狀病毒（COVID-19），至今依然肆虐全球，可能都與「酸性體質」造成的免疫失序脫不了關係。

鹼酸平衡，打造好體質

多吃「鹼性食物」有助於改善「酸性體質」，凡是**富含鈉、鈣、鎂、鉀、鐵等陽離子的食物多屬「鹼性食物」**，蔬菜、水果、海藻、海帶含有豐富的礦物質，所以是「鹼性食物」。另外，菇類、大豆類、蛋白等也是屬於「鹼性食物」。

相反地，**富含磷、硫、氯等陰離子的食物多屬「酸性食物」**，肉類、魚貝類、精緻澱粉等都屬於「酸性食物」。

然而，想要改善「酸性體質」，不是要你只吃鹼性食物，而是建議飲食以鹼性食物為主，搭配少量的酸性食物，同時盡量保持鹼性食物多於酸性食物的原則，總飲食的酸鹼值，仍然可以維持在微鹼的程度。

有些全素食的人，飲食完全以蔬菜、水果為主，絲毫不攝取魚類、乳類、蛋或少量肉類，反而讓身體呈現「過鹼體質」，因而出現營養不良、水腫、胃潰瘍等問題。

有些營養仍然必須由肉類、魚類、蛋類中獲取，把握均衡飲食、全食物，同時以鹼性食物為主，應該才是最好的飲食方式。

酸鹼食物參照表

酸鹼度	食物種類
強鹼性	檸檬、梅子、海帶、紫菜、洋蔥、大蒜、綠色花椰菜、青椒、菠菜、空心菜、茼蒿、地瓜葉、精力湯、小麥苗汁
中鹼性	西瓜、葡萄、芭樂、木瓜、柳丁、蘋果、水梨、芹菜、芥藍菜、香菇、苦瓜、大白菜、高麗菜、紅蘿蔔、牛蒡、豆芽、豆腐、豆乾、綠茶、水果醋、陳年醋、礦泉水、味噌、果寡醣、燙青菜、青菜豆腐湯、無糖豆漿
弱鹼性	鳳梨、芒果、香蕉、橘子、草莓、櫻桃、水蜜桃、南瓜、小黃瓜、絲瓜、蘆筍、金針菇、番茄、白蘿蔔、地瓜、竹筍、蓮藕、芋頭、山藥、豌豆、四季豆、紅豆、綠豆、苦茶油、橄欖油、芝麻油、花生油、魚肝油、糙米、全麥麵包、羊奶、蜂蜜、炒青菜
強酸性	白米、白麵食物（包子、饅頭、麵包）、人造奶油、味精、煎蛋、蛋黃、牛肉、豬肉、培根、火腿、香腸、漢堡肉、肉鬆、貝類、牡蠣、乳酪、冰淇淋、起士、蛋糕、煉乳、汽水、可樂、生啤酒、高粱酒、紹興酒、米酒、糖精、油炸食品、添加白糖的甜點、柿子

中酸性	馬鈴薯、沙拉油、豬油、牛油、雞肉、羊肉、豬肝、蝦、蟹、養殖魚類、白葡萄酒、奶茶、布丁、果凍、白糖、紅糖、冰糖
弱酸性	無糖巧克力、無糖咖啡、蛋白、章魚、魷魚、牛奶、優格、含糖豆漿、番茄汁、野生魚類、花生、腰果、核桃、紅葡萄酒、黑糖

02
「**矯正代謝** 5.0」Update 計劃，找回**真健康**

「你今天 5.0 了嗎？」「5.0 健康族」就是「永遠苗條、真正健康」的代言人。

肥胖的人都是陷在胰島素風暴的「滾雪球」效應裡頭，隨著胰島素風暴影響的時間拉長，代謝失調的情況會越嚴重，這個雪球也會越滾越大，終至無法自拔！「矯正代謝5.0」Update計劃理論是：逆轉雪球滾動的方向，讓它越滾越小，最後讓整個胰島素風暴完全消失，身體的代謝又能夠恢復正常。代謝正常後，你就不會再輕易復胖了。健康人瑞之所以享有一輩子「長壽養生」的祕訣，就是他們的代謝很正常。

因此，透過這項Update計劃，作為個人日常健康的管理，有助維持矯正代謝平衡。這個計劃內涵共有四項健康指標：

- 胰島素5.0：空腹胰島素≦5.0（μIU/ml）
- 輕盈5.0：身體脂肪指數（BFI）≦5.0（三十五歲以上女性BFI≦6.0即可）；或男90、女80
- 膽固醇5.0：總膽固醇／好的膽固醇（T Cho/HDL-C）≦5.0
- 血糖指數5.0：糖化血色素（HbA1c）≦5.9（不要超過6.0）

胰島素 5.0

「胰島素5.0」代表你的胰島素很低，身上也不會再有胰島素風暴。

此時，你的食慾會變得很低，食量變小，喜歡清淡的鹼性食物，飲食熱量也會大幅縮減，身體會把脂肪充分燃燒利用，根本就不容易肥胖。

由於飲食轉變，身體也會逐漸轉向鹼性體質，不健康的三高飲食再也無法誘惑你，也不會「吃」出一堆健康的問題。遠離「胰島素風暴」的侵襲，你就是「永遠苗條，真正健康」的代言人。

輕盈 5.0

「輕盈5.0」代表你的身體脂肪指數（BFI）＜5.0（三十五歲以上的女性BFI＜6.0即可）。另外，為了簡單起見，也可以測量腰圍，以「男九〇、女八〇」作為衡量「輕盈5.0」的標準。

千萬別忽視這一個小小的動作，因為腰圍是「代謝症候群」定義中的「子項目」之一。

前面章節已經將代謝症候群相關的後遺症做了說明，它是疾病之前的生理症狀，與腦血管疾病、心臟病、糖尿病、腎病變、高血壓等疾病有密切關係，千萬要引以為戒。

依據衛福部國民健康署的建議，成人腰圍測量及判讀方法如下：

◆以皮尺繞過腰部，調整高度，使能通過左右兩側腸骨上緣至肋骨下緣之中間點，同時注意皮尺與地面保持水平，並緊貼而不擠壓皮膚。

◆維持正常呼吸，於吐氣結束時，量取腰圍。

◆若腰圍：男≧九〇公分、女≧八〇公分時，表示「腹部肥胖」。

如果想要擺脫大肚腩的噩夢，那麼你的ＢＭＩ與體脂率（%）都必須低於二十二，才有可能成為「輕盈5.0」。

身體脂肪越低越健康，就不會陷入肥胖的惡性循環；身體輕了，你會更喜歡運動，你會更健康。「輕盈5.0」代表的就是「神奇苗條指數」也是減肥目標。

認識「ＢＦＩ」

一般民眾較常聽到的減肥術語，除了體重，通常是體脂率（％）和身體質量指數（ＢＭＩ），大概還沒有人聽過ＢＦＩ（身體脂肪指數）這個名詞。不僅一般人沒聽過，恐怕連減肥專家也沒聽過，因為它是我專用的一項最能正確反映身體脂肪量的數值——身體脂肪指數（Body Fat Index），簡稱「ＢＦＩ」（是ＢＦＩ，不是ＦＢＩ，ＦＢＩ是美國聯邦調查局）。

為何要特別改用身體脂肪指數？因為我發現，無論體脂率或者身體質量指數（ＢＭＩ），在反映肥胖的情況常常會失真，有些明顯較胖的人，身體質量指數卻偏低，這項指數常常會受到水分、肌肉量的影響。體脂率的缺點是男女差別太大，年齡影響也很大，很難訂出一個共同適用的標準。

當我改用身體脂肪指數（ＢＦＩ）以後，就不會再出現以上的困擾，因為身體脂肪指數（ＢＦＩ）可以真正反映身體的脂肪量。

身體脂肪指數（ＢＦＩ）的計算方法很簡單，就是把身體質量指數乘上體脂率即可。藉由統計結果，進一步發現，如果把身體脂肪指數（ＢＦＩ）控制在「5.0」以內，身材的苗條比例就非常理想，身體的脂肪含量也夠低了。因此，一旦能夠進入「5.0」的人代表已經非常苗條、非常健康，「5.0」就是你需要追求的減重目標，「5.0」就是你的「神奇苗條指數」！如果妳是三十五歲以上的女性，ＢＦＩ＜6.0就可以了。

膽固醇5.0

「膽固醇5.0」代表你的膽固醇裡面「好」的膽固醇（高密度脂蛋白膽固醇，HDL-C）很高（總膽固醇(TC)除以好的膽固醇＜5.0），「好」的膽固醇夠多，血管就不容易硬化，「好」的膽固醇正如同血管內的「血管清道夫」，會把血管內的膽固醇運回肝臟。

相對地，「好」的膽固醇夠多，就代表「壞」的膽固醇（低密度脂蛋白膽固醇，LDL-C）較低，膽固醇不容易囤積在血管壁，血管更不容易硬化。因此，保持足夠的「好」的膽固醇與較低的「壞」的膽固醇，就可以有效預防腦心血管疾病的發生。

另外，「膽固醇5.0」的一項附帶條件就是：建議三酸甘油酯（Triglyceride, TG），也就是俗稱中性脂肪，不要超過一五〇（mg/dL）。其實，如果身材苗條，日常飲食清淡，你的三酸甘油酯會很低，根據研究經驗，許多苗條的人三酸甘油酯根本不超過一百！

血糖指數5.0

為何要採用「糖化血色素」，而不直接採用空腹血糖值來作為血糖指數？原因就在於，糖化血色素所代表的是三個月的「平均血糖值」，它比空腹血糖更能夠真正反映出血糖的變化，同時它不像血糖值很容易受到飲食的影響。

然而，民眾可能不了解的是，新陳代謝科醫師在判斷血糖值時，糖化血色素才是他們真正參考的指標。

「血糖指數5.0」建議糖化血色素應該等於或低於五．九（不要超過六．○），這相當於你的空腹血糖值必須低於一百（mg/dl），現在的臨床診斷標準，空腹血糖超過一百就會被判定為代謝失調；「血糖指數5.0」代表你的血糖調控非常正常，胰島素阻抗很低。

「你5.0了嗎？」健康的代名詞

「你5.0了嗎？」、「我就是5.0！」如果完全符合上述「健康5.0」的四項條件，你就是名副其實的「5.0健康族」，那可真是非常可喜可賀的大事了！

當你晉升為「5.0健康族」，代表你的體質已經如同健康人瑞，相信能擁有苗條、健康的身體，更重要的是，身上將完全擺脫「胰島素風暴」的陰影，完全遠離它的傷害。「5.0健康族」就是「永遠苗條、真正健康」的代言人。

我內心一直有個小小的希望，期望在不久的將來，「5.0」可以成為苗條與健康的代名詞。

或許將來大家見面時，可以彼此問候：「你5.0了嗎？」這總比老是問候對方「吃飽了嗎？」來得有建設性吧。或者當你向朋友展示標準的身材時，可以驕傲地告訴他們：「我就是5.0！」

健康實證，為自己守住防線

一位多年好友有著頗為「嚴重」的肥胖問題，腰圍中廣過粗，體重長期徘徊在九十公斤的臨界點，經生化檢查不合格率高達七成，包括尿酸、血糖、血脂肪都是一片紅，可說已經是典型的代謝症候群一員了。

透過執行「矯正代謝5.0」Update 計劃，為期兩個月（一共五十六天）的結果，體重整整降低八公斤，腰圍減掉了一大圈，原先不合格的項目，都轉為正常值，遠離胰島素風暴，也為自己守住了健康最後防線。以下是他的矯正紀錄。

◆【矯正前】：肥胖或代謝症候群

一、體脂率大於二十五以上，身體質量指數大於二十四（肥胖者BFI可能超過一〇．〇以上）

二、身材肥胖，大腹便便

三、飯後一小時血糖幾乎都在一三〇以上，空腹胰島素大於十五以上

四、膽固醇大於兩百，或者三酸甘油酯大於五十，或者高密度脂蛋白膽固醇（HDL）小於四十

五、食慾很好，食量很大，吃是每天生活很重要的事（餓的時候可以吃很多食物）

六、最喜歡油炸食物（例如：雞腿飯、排骨飯、炸雞等）

七、最喜歡可樂、奶茶等含糖飲料

八、最喜歡吃到飽的餐廳（因為他們最喜歡大量進食）

九、飲食口味很重，喜歡重口味食物（例如：鹽酥雞、麻辣火鍋）

◆【矯正後】：成爲5.0健康族

一、體脂率大約為二十二，身體質量指數大約為二十二（所以BFI才能在五・〇以內）

二、身材非常苗條，腹部非常平坦

三、飯後一小時血糖幾乎都在一百以內，空腹胰島素小於五・〇

四、膽固醇大於兩百，或者三酸甘油酯大於五十，或者高密度脂蛋白膽固醇（HDL）小於四十

五、食慾很低，食量變小，吃不是生活中很重要的事（一樣會餓，吃一點就飽了）

六、拒絕油炸食物（例如：雞腿飯、排骨飯、炸雞等）

七、拒絕可樂、奶茶等含糖飲料

八、拒絕吃到飽的餐廳（因為他們根本無法大量進食）

九、飲食口味很淡，喜歡清淡的健康飲食，飲食總熱量很低

◆矯正數據對照紀錄

項目	檢測日期	02/11	02/25	03/12	04/07	04/07
	矯正天數	計劃前	14天	15天	27天	56天
BW	體重（公斤）	84	80.5	78	76	↓8.0
	胰島素	9.3	9.0	4.3	4.2	↓5.1
血糖	空腹血糖	121*	118*	104*	87	↓34
	糖化血色素	6.0	5.8	5.8	5.3	↓0.7
	中性脂肪	89	99	79	56	↓33
	膽固醇	293*	188	167	174	↓119
血脂肪	高密度膽固醇	293*	188	167	174	↓119
	低密度膽固醇	222*	112*	94	90	↓132
	動脈硬化指標（LDL／HDL）	4.4*	2.2	1.6	1.3	↓3.1

			腎功能				肝功能				
不正常項目＊	Uric Acid 尿酸	肌酐酸	尿素氮	白／球蛋白比值	球蛋白	白蛋白	總蛋白	肝膽酵素（r-GT）	肝臟酵素（SGPT）	肝臟酵素（SGOT）	動脈硬化指標（T-Cho／HDL）
6項	7.4*	1.1	11.5	2.6	2.6	4.7	7.3	19	20	21	5.9*
2項	6.8	1.1	9.2	3.2	3.2	4.8	8.0	18	33	32	3.8
1項	6.6	1.0	9.5	3.0	3.0	4.7	7.7	12	25	26	2.8
0項	5.0	0.7	12.6	3.0	3.0	4.4	7.4	16	23	20	2.6
全面改善	↓ 2.4	N	N	N	N	N	N	N	N	N	↓ 3.3

03
矯正代謝不復胖，成功消解胰島素風暴！

我發展出一套安全、有效，又能促進健康的方式——矯正代謝力，所應用的核心理論就是「矯正胰島素代謝失調」。

當我耗費八年時間，終於完成「胰島素風暴」理論，也才瞭解胰島素的代謝失調，才是導致肥胖真正的元凶！

於是，我也以此為基礎發展出一套安全、有效，又能促進健康的方式——矯正代謝力，所應用的核心理論就是「**矯正胰島素代謝失調**」。

鉗子理論，逆轉致命風暴

少吃、多運動與體重管理等方法，已經證明執行門檻過高，間接導致大量的復胖率，顯然已不符合想減肥者的需求。於是，「矯正代謝力」則採取全新的思維，完全針對改進傳統減肥觀念的缺點，所研發出來的一項全新減肥方法。

因此，無論在觀念或執行方法，都與過往有著極大的差異化，也可以稱為「第三波減肥革命」。

「矯正代謝力」是由兩項技術所組合而成，如同一支強而有力的「鉗子」，可以緊緊夾住「胰島素風暴」，使其無法動彈，進而縮小，乃至消失不見！

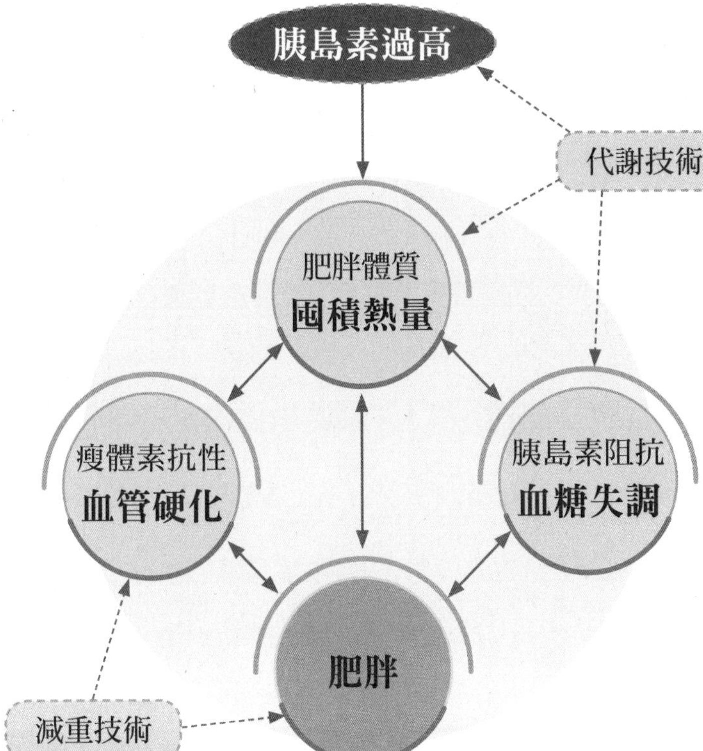

圖八 矯正代謝力的鉗子理論

「矯正代謝力」的第一項技術是「代謝技術」，負責降低胰島素，改善肥胖體質，以及胰島素阻抗；第二項技術則是「減重技術」，負責燃燒脂肪、減肥，改善瘦體素抗性。

肥胖體質、肥胖、胰島素阻抗、瘦體素抗性等，會由於這兩大配方的作用越變越小，「胰島素風暴」也會跟著縮小，代謝越來越正常，不僅可以順利減重，減重後也不容易復胖！

◆矯正代謝力

技術理論	健康作用	執行策略
代謝技術	負責降低胰島素，改善肥胖體質，以及胰島素阻抗	雙道糖切阻斷法
減重技術	負責燃燒脂肪、減肥，改善瘦體素抗性	減重油切圍堵法

以「疏通」取代「對抗」脂肪

肥胖的真正原因就是胰島素過高，讓肥胖進入惡性循環，終至無法回頭。

代謝矯正技術的原理，就是要做到「逆轉胰島素風暴」的效果，可以逆轉雪球滾動的方向，原本越滾越大的雪球，讓它越滾越小，最後讓整個胰島素風暴消失，讓身體的代謝完全恢復正常。

代謝矯正技術是以「疏通脂肪」取代「對抗脂肪」，身體的代謝正常後，就不容易再復胖了。

如果把身體想像成整疊的衛生紙，傳統減肥方法就像是「壓衛生紙」，必須很用力，因此傳統減肥法都是用強烈的手段，副作用也很大。

當我們把手壓下衛生紙時，整疊衛生紙會立刻被壓扁，一旦把手放開，整疊衛生紙也會立刻恢復原狀，所以傳統減肥方法一旦停止使用藥物，體重會立刻彈回來，甚至比原來更胖！

代謝技術，雙道糖切阻斷法

如果現在吃了澱粉，澱粉是一種多醣，由數十個葡萄糖所串起來，首先必須經過唾液內的「澱粉酶」分解，把多醣的結構切成雙醣（兩個葡萄糖結合而成），因為人體腸道只能吸收單一葡萄糖，所以人體腸道有一種分解酵素——「雙醣酶」，雙醣酶會把雙醣再切成單一葡萄糖，這些單一葡萄糖經由小腸吸收，進入血液成為血糖。

假使你所攝取的是簡單的雙醣，像是甜食裡的白糖（蔗糖），不需經由澱粉酶的分解，直接由雙醣酶分解就可以被吸收，比澱粉還快。以上就是身體吸收糖分的原理。

「代謝技術」採取「雙道糖切」來阻斷百分之七十糖分的吸收，第一道糖切是使用白腎豆，可以抑制唾液中「澱粉酶」的活性，減少澱粉轉成雙醣；第二道糖切則採用特殊栽培萃取技術，所得到的高純度「桑葉萃取物」，能有效抑制腸道雙醣酶的活性，小腸無法快速吸收葡萄糖，因此可以有效阻斷糖分，**飯後血糖不再快速狂飆，胰島素也就不需大量分泌！**就是因為這項特別的技術，讓減重得以邁入一個全新的里程碑！

為何有些人處在現在的飲食環境下，依然可以維持一輩子苗條與健康，都不會受到現代飲食的傷害？因為他們腸道的「雙醣酶」的活性特別低，較不會利用糖分的熱量。

假使穿越到遠古時代，食物極度缺乏的時期，他們可能是最早被淘汰的一群；但是隨著時空場景的變換，處在現在優渥的飲食環境下，當別人又胖又生病，他們的身材與健康，卻因為這項特殊體質反而受到很好的保護。

改善胰島素阻抗，糖尿病者福音

「代謝技術」的「雙道糖切技術」，讓飯後血糖不再飆升，胰島素就不需大量分泌，胰島素阻抗就可以獲得大幅改善，這項技術對於糖尿病患者是很大的福音。

我曾經運用「代謝技術」作為輔助食療，才花了不到半年的時間，就讓一位胰島素打了二十幾年的糖尿病患者，可以不用再施打胰島素來控制血糖。

我認為，糖尿病治療不能讓一大堆糖分進入血液後，才想辦法降低血糖，最好的辦法應該是決勝千里之外：「**根本就不要讓過多糖分進入血液**」！

可惜的是，現在糖尿病治療所使用的藥物，阻斷糖分吸收的效果並不理想，所以第二型糖尿病很難被治癒，幾乎都須長期接受治療。「雙道糖切」在阻斷糖分吸收上的表現，就令人刮目相看，或許是因為阻斷糖分吸收的效果特別好，應用在糖尿病的輔助食療時，效果非常顯著，充分彌補治療糖尿病最大的盲點。

除了「雙道糖切」可以有效地改善胰島素阻抗，桑葉本身，以及數種用來輔佐桑葉作用的草本成分，也都具有增加胰島素受體生成的作用，一方面防止胰島素受體被燒毀，一方面則快速製造更多的胰島素受體，讓胰島素受體的數量很快恢復。

運用這項特殊桑葉的技術，可以阻斷大約百分之七十的糖分，有效防止飯後血糖的飆升，也可以有效降低血中胰島素，「逆轉」胰島素風暴，身體不再產生「慢性飢餓」效應，開始喜歡「低糖、低脂、低熱量」的飲食，可以有效防止復胖。

矯正技術，減重油切圍堵法

「減重技術」也是運用矯正代謝力的原理基礎，所研發出的減重新技術，它採取「抽」衛生紙的疏通觀念，完全採用全天然草本為製作原料，不需限制飲食、強制運動，不僅減重效果顯著，安全無副作用，而且使用上非常簡便。

「減重技術」完全遵循「合法、安全、有效、門檻低」等四大原則所研發，採用高純度的桑葉萃取物，搭配海藻膠等多項天然草本原料，也是目前市場上最具代表「第三波減肥革命」的指標配方。

◆減重油切，阻斷三成脂肪吸收

仙人掌纖維能吸附飲食中的脂肪，阻斷百分之三十的脂肪吸收，可以有效減少總飲食熱量。**合併前述桑葉有效成分的糖切效果，兩者聯手共可以阻斷約百分之五十的總飲食熱量。**

所以這項減重技術，可以不需限制飲食，只要身體力行——**吃飽就停，不吃宵夜**，總飲食熱量就已經降到一半。

◆阻斷脂肪合成，怎麼吃都不胖

人體合成脂肪需要經過很長的生化步驟，最後一道也是最關鍵的步驟，就是由

DGAT-1這個酵素把關；身體中DGAT-1酵素很活躍的人，就是屬於「喝水也會胖的人」，DGAT-1酵素很鈍的人，則是屬於「怎麼吃都不會胖的人」，藉由海藻膠所萃取的有效成分，可以有效抑制DGAT-1酵素的活性，大幅度阻斷脂肪的合成。

透過海藻膠的協助可使DGAT-1酵素變得很鈍，同時有效防止脂肪的合成，讓你變成一個「怎麼吃都不會胖的人」！

◆大幅降低飲食熱量，有效調降安全體重

阻斷百分之七十的糖分，以及百分之三十的油脂後，再加上血中胰島素大幅降低，可以明顯消除食癮效應，讓食量大幅降低一半，每天的飲食總熱量會降到原本的四分之一。也就是說，就算你維持正常飲食，但是身體只會吸收四分之一的總熱量！這樣可以達到「低門檻」的效應，等於可以吃飽，又可以達到節食的效果，因門檻很低，每個人都可以長期進行這項減重計劃。

透過糖切與油切兩項技術的合併作用，加上食癮效應改善，總飲食熱量也可以降到原本的四分之一上下；長期降低飲食總熱量，可以有效調降設定點。

此時的身體就會認定，並不需要儲存這麼多的熱量，身體認定的安全體重就會越來越低，不容易產生「溜溜球」效應，就不容易復胖。

◆只出不進，建立正確減肥觀念

胰島素會抑制脂肪的分解，降低血中的胰島素，可以讓脂肪重新被移出來分解利用，加上 DGAT-1 酵素被有效抑制，可以阻止新脂肪的生成；原本肥胖者的脂肪呈現「只進、不出」的情況，就會轉變成「只出、不進」。

「蕭院長，這樣的話，減肥過程還可以有口福嗎？」

藉由矯正代謝力，你只要嚴格遵守八字訣——吃飽就停，不吃宵夜！

「吃飽就停」的最大目的，就是不要盲目節食，節食會導致基礎代謝率大幅下降，甚至高達百分之四十以上的人，更容易發生復胖；另一個用意則是，不要讓減肥者的生活習慣改變太多，才能長久執行。

一旦吃飽了，後面就連一口都不要多吃，宵夜也嚴加禁止。吃飽了，代表身體需要的熱量與養分都已足夠，多吃任何一口，除了肥胖，可說沒有任何好處！

Keep Fit，作為日常實踐

一般民眾的觀念是：胖到受不了，才要開始勵行減肥！

但是食慾一上來，身體就會朝向發胖的路前進，應該趕快進行矯正代謝力！因為一旦開始肥胖，就會導入惡性循環，「胰島素風暴」效應會越來越大，減肥就需要更加費力！

預防勝於治療，因此 Keep Fit 這件事，應該作為日常實踐，不是等到很胖了，才要開始減肥！

因此，最好天天量體重、體脂率，可以在房間準備一台體重體脂計，固定每天早上睡醒，上完廁所後，穿最少的內衣量體重。（即採取定時、定裝的原則）

雖然每天的體重會有高達正負兩公斤的變化，但是在定時、定裝的原則下測量，差距其實很有限；且在定時、定裝的原則下，如果體重上升達兩公斤，就必須進入緊急狀態，立即進行減重計劃，守住最後的防線。

然而，世上沒有任何一種方法可以幫助減肥成功，除了你自己！

如果只寄望於減肥藥或減肥計劃，是相當辛苦的事情。減肥藥物或減肥計劃，只是協助導入「健康的生活型態」，不能只想單靠它們就能成功減肥。唯有正向的生活態度，願意讓自己活得更健康，才有可能長久維持理想身材，不再復胖。

04

減醣這樣做才對，**飲食策略**穩妥當！

醣類雖是身體必須營養素，攝取過量卻會造成反效果，使身體產生大量胰島素，久而久之，轉變成「容易累積脂肪」的體質。

矯正代謝力的「代謝技術」，裡頭有兩大主要作用——降低胰島素，以及調整血糖，最終目的都是要「逆轉」或「消除」胰島素風暴。

胰島素風暴跟血糖的調控，兩者關係密不可分，所以，代謝技術也朝著降低血中胰島素與調控血糖兩大目標設計，不僅可以用於矯正代謝，也是非常優秀的糖尿病輔助治療配方。

你還在「糖」、「醣」不分嗎？

但是我們可能還搞不清楚如何真正控制血糖，加上經常還「糖」、「醣」傻傻分不清！

很多人都知道糖尿病患者要注意「ㄊㄤˊ」類的攝取，才可以控制血糖，但到底是「醣」還是「糖」，只會得到一張茫然的臉。簡單來說，醣類就是碳水化合物，血糖是大腦的主要能量來源，依照分子結構可以分為單醣、雙醣、寡醣和多醣。

分子結構簡單的單醣（葡萄糖、果糖、半乳糖）、雙醣（蔗糖、乳糖、麥芽糖）

就是我們熟知的「精緻糖」，舌頭一接觸就會感受到甜味，除了可以提供熱量之外，幾乎不含任何營養，甚至會引起蛀牙、肥胖等問題；而寡醣與多醣則嚐起來不一定具有甜味，例如飯、麵等主食。

許多糖尿病患者要注意「醣」類的攝取，才可以穩定血糖，所以會避免去吃含有「醣」的食物，但長期下來，可能會導致營養不均衡，反而造成血糖過低的危險。

雖然醣類是身體必須的營養素，但攝取過量的醣類，卻會造成反效果，身體產生大量的胰島素，久而久之，就會轉變成「容易累積脂肪」的體質，增加肥胖、慢性病，以及蛀牙的風險。

醣的分類

	定義	常見種類
單醣	化學式最簡單，不能再被分解的糖。絕大多數嚐起來有甜味，可以直接被吸收，當有低血糖的情況時，可以快速補充能量。	葡萄糖、果糖、蔗糖、半乳糖
雙醣	由兩個單醣分子構成，易溶於水，可被消化為單醣後吸收。	蔗糖、乳糖、麥芽糖
寡醣	由三到四個單醣構成，不容易被人體消化酶，但可以被大腸中的腸道細菌代謝，所以會導致腹部脹氣。	果寡醣、木寡醣與異麥芽寡醣經常用於食品添加大蒜、洋蔥、牛蒡、蘆筍、大豆、麥類皆含有寡醣
多醣	由十個以上的單醣構成，一般不溶於水，並無甜味，經過消化後會產生大量的葡萄糖。	澱粉、肝糖、纖維、糊精

血糖狂飆？這樣做就對了！

近幾年來，經常出現**「減醣」**、**「控醣」**、**「低醣」**等關鍵字，但這三個名詞到底是什麼意思呢？對於身體來說，真的有比較好嗎？

我們平常吃的食物——麵食、飯類、水果，以及奶類都含有「醣」類，這些食物在體內經過一段消化過程後，會產生大量的葡萄糖，因此血糖也會隨之上升，若是沒有特別注意「醣」類的攝取，就會導致肥胖。

「減醣」絕對是這幾年最熱門的減重關鍵字，**所謂的減醣並不是不吃澱粉，而是減少精緻糖，以及加工去除麩皮、種皮的精緻澱粉攝取量。**

精緻糖和精緻澱粉對身體沒有任何幫助，因為容易被人體消化吸收，而造成血糖飆升，導致胰島素分泌過多，促使脂肪代謝力變差，造成容易發胖的體質，還會增加老化速度、蛀牙等負面影響，對我們來說，精緻糖跟澱粉根本百害無一利，快遠離它吧！

「蕭院長，若是糖尿病的病人想要控制好血糖，可以怎麼做呢？」

改變主食的類型，多吃低升糖的食物，像是利用全穀類、糙米取代白飯、用蕎麥麵條取代白麵條、用全麥麵包取代白麵包等，都是可以讓你吃得健康的方式。

同時，也要多吃低澱粉的蔬菜，具有大量維生素和礦物質，是人體獲取天然抗氧化劑的重要來源，低澱粉蔬菜有花椰菜、菠菜、高麗菜、蘆筍、菇類、萵苣等，都是可以攝取的蔬菜類別！

如果你是想要利用減醣來減重的話，蛋白質就非常重要！攝取足夠的蛋白質可以增添我們的飽足感，就不會一直想要吃東西了。可以選擇魚類、雞肉、奶類、蛋類、無糖優格、豆類等優質蛋白質。

恢復粗糙主食，多攝取低GI、低GL飲食

升糖指數（Glycemic Index）是衡量食物中，碳水化合物引發血糖值上升程度的指標。

升糖指數越高，代表這類的食物吃進人體後，會快速釋放葡萄糖，導致血糖

瞬間飆升。當**血糖一高，胰島素就必須跟著大量分泌**，長期攝取這類食物，就會讓血中的胰島素經常維持很高，進而引發高胰島素現象，啟動胰島素風暴！

相反地，升糖指數越低，代表這類的食物吃進人體後，葡萄糖會緩慢釋放，血糖就不容易瞬間飆升，胰島素就不會大量分泌，血中的胰島素含量會很低；許多的健康書籍都已經建議多攝取低升糖指數（GI）的食物。

一般來說，精緻的碳水化合物或稱為精緻澱粉（或簡單醣），例如：白米飯、糯米飯、白糖都屬於精緻的碳水化合物，這類食物的升糖指數經常都高於七十；相對的，複合式碳水化合物的升糖指數較低，因為它們含有纖維，會讓葡萄糖釋放較為緩慢，血糖較不容易飆升。

現代人的主食多為精緻澱粉，由於缺乏纖維，人體會快速吸收這些糖分，導致飯後血糖過高，間接也造成血中胰島素越來越高！

所以如果要調降胰島素，首要建議就是「恢復粗糙主食」，把白米飯改成糙米飯或五穀飯，白麵粉做的麵包、包子、饅頭，改用全麥來製作，這是調降胰島素的第一步。

選擇低升糖負荷食物，留意烹煮方式

哈佛大學提出另一個理論稱為**升糖負荷（Glycemic Load, GL）**，升糖負荷最簡單的解釋就是糖分密度的指標，**糖分密度越高的食物會讓血糖持續性升高**，影響更大。

許多水果的升糖指數（GI值）雖然很高，但是升糖負荷（GL值）卻很低，幾乎都在十以下，代表糖分密度不高（水果含很多水分），不至於對血糖造成長時間的影響。相反地，蛋糕等甜點升糖負荷（GL值）高達二十，會造成血糖長時間居高不下，胰島素當然也居高不下。同樣食物採用不同烹調方式，升糖負荷（GL值）也會截然不同，例如：水煮的馬鈴薯升糖負荷（GL值）只有三，因為飽含水分的緣故，烤馬鈴薯的升糖負荷（GL值）則高達十三！

升糖指數（GI）與升糖負荷指數（GL）參考表

食物名稱	升糖指數	升糖負荷	食物名稱	升糖指數	升糖負荷
糯米	98	31	烏龍麵	62	30
馬鈴薯	88	16	米粉	61	23
湯麵	85	15	玉米	60	20
披薩	80	12	鳳梨	59	7
玉米片	81	21	全麥麵包	55	12
泡麵	77	19	糙米飯	55	18
薯條	76	22	純柳橙汁	53	12
甜甜圈	76	17	牛奶	40	3
西瓜	72	4	海藻類	15	
白米飯	72	36	青菜類	15	
可口可樂	63	16	黃豆	14	1

註：依升糖指數高低順序排列

如果希望降低血中胰島素，改善「高胰島素」現象，建議選擇升糖指數（GI值）五十五以下，升糖負荷（GL值）十以下的食物最好，並且多以豆類、蔬菜、水果為主，這是調降胰島素的第二步。

養成低卡飲食與有氧運動

除了選擇低升糖指數（GI值）與低升糖負荷（GL值）飲食外，代謝疾病的專家都一致同意「低卡飲食與運動」，是改善胰島素阻抗與「高胰島素」現象最有效的辦法！

其實低卡飲食的食物，相當於低升糖指數（GI值）與低升糖負荷（GL值）食物，避免高脂肪食物、大塊肉類。另外，建議早餐最好增加水果的份量，來取代早餐店的食物，下午茶、宵夜、零食也要避免。

除了飲食調控之外，平常也該起身動一動，這是調降胰島素的臨門一腳。

別老是坐在電腦前面，運動可以改善代謝，有助於調降胰島素，提升腦內啡，增加好的膽固醇，並降低血壓等。因此，有氧運動，慢跑、快走、爬山都是很好的選擇，把運動變成一種生活型態，肥胖的人運動最好循序漸進，否則心臟受不了，膝蓋也受不了！絕對不要勉強，否則會很容易受傷；難度太高的運動也會讓你很快放棄，一切都前功盡棄！

有氧運動除了可以改善「高胰島素」現象，還可以燃燒熱量，增加心肺功能，對於身體的柔軟度、肌肉強度也都有所助益。

於此之外，增加了身體的含氧量，就能避免慢性缺氧，當身體氧氣足夠，可以顯著提升組織修復能力，不僅可以讓身體的能量生成順暢，引導全身細胞的活化，對於延緩老化與種種慢性病的預防至關重要。

增加身體的含氧量，是現代人處在缺氧環境下，非常重要的長壽養生之道！

運動熱量消耗表

運動項目	熱量消耗	運動項目	熱量消耗	運動項目	熱量消耗
步行	139	槌球	132	慢跑	243
羽球	157	自行車	208	壁球	347
游泳	243	足球	243	爬山	226
跆拳道	347	有氧運動	243	回力球	347
桌球	157	籃球	208	網球	208
跳繩	243	擊劍	347	高爾夫	122

註：根據七十公斤體重／運動三十分鐘／單位：千卡

05
代謝自癒力，
我幫兒子重新找回健康！

常年宅在家的小兒子，體重已經飆破一百〇七公斤，體脂率逼近百分之四十，脂肪幾乎重達四十公斤，還吃出一個超級鮪魚肚！

小兒子自從軍中退伍後，由於一直找不到適當的工作，也就理直氣壯地待在家裡當起「啃老族」，足足有一年的時間。我在意的不是他沒有收入，而是越來越糟糕的健康狀態，每每提起那段日子，還是讓為父的我一陣揪心……。

宅在家多吃少動，身材快速膨脹

那一整年的時間裡面，他幾乎都不大出門，也不運動，每天就是待在電腦前面上網、打電動；同時，食量越來越大，身材也跟著快速膨脹起來。

變胖以後，他的食慾非常好，除了三餐飯量很大外，還要猛吃宵夜、零食，喝大瓶的可樂與牛奶，冰箱常常在半夜裡被「全面淨空」，幾乎只剩冰塊。

由於已經過度肥胖，每天總飲食熱量非常高，飲食型態也很糟糕，我開始注意他的肥胖問題和飲食習慣，實在非常擔心，因為「胰島素風暴」已經在大肆傷害他的身體，再這樣繼續下去，恐怕會毀掉整體健康！

小兒子的體重已經飆破一百〇七公斤，體脂率逼近百分之四十，脂肪幾乎重達四十公斤，還吃出一個超級鮪魚肚！

我強烈要求他開始執行減重計劃，先接受全套血液生化檢查和腹部超音波檢查，結果竟然發現，年紀輕輕的他，胰島素已經高達三十單位，血糖也逼近正常值的上限，三酸甘油酯更是高到三百單位，膽固醇超過兩百單位，血管硬化的效應正在快速惡化，肥胖體質已經非常嚴重，難怪食慾與食量這麼大，並且已經有相當的脂肪肝了！

減重技術導入有氧運動，重回鮮肉行列

我開始運用矯正代謝力的「減重技術」幫他進行體重管理，才短短一星期的時間，體重便開始明顯下降，食慾也減小，他也重新找回信心，願意主動運動，回來時通常都是滿身濕透。

隨著體重管理計劃的持續進行，加上主動配合運動，他的體重越來越輕，腰圍也越來越小，飲食也越來越輕淡，不僅總飲食熱量大幅縮減，也不再碰牛奶、可樂這些高脂、高糖飲料，油炸零食也在房間裡消失了。

本來從不碰蔬菜、水果，後來也開始喜歡蔬果了，他身上的「酸臭」體味也就此消失不見，同時運動變成他喜歡做的事。

當減重計劃執行到了第五個月，改善了肥胖體質，鮪魚肚恢復平坦，肌肉群重新回歸，恢復到退伍時期的「鮮肉級」身材！

到了十月中旬，再次檢查超音波、血糖、血脂肪，結果都在正常值範圍內，脂肪肝消失了，最讓我滿意的是，他的胰島素也下降到僅剩十單位，代表他的肥胖體質大幅改善，食慾、食量、飲食喜好跟著完全轉變。

五個月減重計錄表

時間	5月15日	10月15日	五個月成績
體重	106.6公斤	80.2公斤	－26.4公斤
體脂率	38.5%	24.1%	－14.4%
身體脂肪量	41.0公斤	19.3公斤	－21.7公斤
胰島素	31 mU/L	10 mU/L	－21 mU/L

「少吃，多運動」是目標，而不該成為手段。

想要成功減重，應該先執行「矯正代謝力」，當食慾能夠控制下來，就能夠先減掉部分體重，持續減重的難度也就不會太高，減重才有機會成功！

我很開心透過這套安全、有效，又能促進健康的方式，成功幫助自己的兒子找回健康，這才是最幸福的事。

附錄

矯正代謝力

健康是自己的責任，家人的健康，更要從自己做起。

「讓我們一起變幸福吧！」健康不能等待，請放棄任何理由，從現在起開始關心自己的代謝問題，關心家人和周圍朋友的過重和肥胖危機。唯有代謝平衡，自然能找回健康與自信！

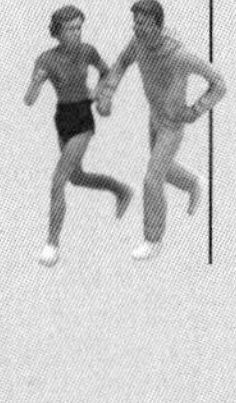

附錄一

矯正代謝力
健康實踐案例

◆幸福實踐一：紊亂作息，讓人忘了瘦下來這件事！

——張先生，因忙碌讓自己陷入肥胖危機

年輕時代活躍在田徑場上，熱愛並擅長運動，從頭到腳都是健美的肌肉，更自豪有雙太空超人般的雙腿，碩大緊實的腿部肌肉，穿上短褲更是田徑場上的焦點，在田徑場上盡情如野馬般的奔馳著，揮灑著熱量與汗水。

後來踏入職場，擔任電腦講師，全心全意投入工作，長期三餐異常，身材慢慢地臃腫起來。結婚後，忙碌的生活，幾乎忘了要讓自己瘦下來的這回事。

曾幾何時，買衣服、買褲子越買越大，也弄不清楚是什麼原因，只知道自己已經吃得很少、也很勞累、睡眠也少，應該會瘦下來才是，還曾經想用熬夜來瘦身，漸漸失去了自信。

一次機緣，聽了蕭院長的演講，讓我豁然開朗，原來肥胖是因為代謝不良、胰島素搞的鬼，所以我的胖是有救的。

當時我的狀況幾乎已經符合「代謝症候群」的標準，除了肥胖，健康也岌岌可危！透過這項很容易執行的方法，除了遵照使用的方法外，就是每天喝水兩千五百毫升。兩週過去了，我覺得人都輕鬆起來，胃口也比以前小，褲子和上衣也鬆了很多，我更用心地去體會矯正代謝的過程。

一個月之後，我竟然瘦到了七十一公斤，真是令人又驚又喜，再之後經過抽血檢查，胰島素值降到八點七單位，體重跟著減輕為六十六公斤，體脂率降到二十三，所有數值顯示都比過去還要健康。

感謝「矯正代謝力」讓我找回苗條與健康，也找回了年輕、自信！

◆幸福實踐二：天啊！原來我以前的褲子這麼大！

——曾小姐，自小養成肥胖體質

家中開麵館，父親是位廚師，餐餐大魚大肉，重油重鹹，從小就胖。直到青春期懂得愛漂亮時，存錢買下人生第一瓶減肥藥，心想要變瘦變漂亮，沒想到連拉三天肚子，痛到腳發軟，從此再也不敢亂吃減肥藥。

為了美麗，仍然不放棄各種減肥方式，結果既傷了荷包又傷身。直到看了蕭院長的著作，才了解原來我是胰島素代謝失調導致肥胖。

長久以來，我所尋求減肥方式都是錯誤的，因為沒有從「根本」著手，一味地想用快速的方式減重，治標不治本，體質沒改變，一段時間還是復胖了！又因補償心態，反而變本加厲吃得更多，就像「溜溜球效應」一樣，越減越肥。

當了解自己的體質，以及胰島素跟肥胖的關聯性，才知**改變肥胖體質，必須先從改變胰島素著手！**於是我開始改變作法，認真進行「矯正代謝力」計劃，每日遵照八字箴言：「**吃飽就停，不吃宵夜！**」同時加上大量飲水。

一個月後，我的體重整整掉了六公斤！腰及腹部的效果最為明顯，褲子動一動就滑至腿部，半年後竟然減掉十五公斤。

雖然體重數字沒有減很多，但是身材卻改變很大，現在看到以前的褲子，我不禁驚呼：「天啊！原來我以前的褲子這麼大！」

進行減重計劃的這段期間，除了偶爾便秘之外，身體並無其他不適現象，口味大大的改變，少量飲食就飽，也喜愛清淡食物及喝水，這是我使用過那麼多減肥法，所沒有感受過的體驗！

減肥已經不單單只是為了美，最重要的是為了健康。如同蕭院長所說的：「減肥和健康根本就是同一件事。」試著改變運用正確的方式來減肥，將會有意想不到的結果。

◆幸福實踐三：太棒了！我終於可以不用再打胰島素！

——蘇先生，嚴重的糖尿病患者

一個偶然的機會裡，經朋友介紹認識了蕭院長。當時我的精神很差、臉色黯沉，皮膚病變很嚴重，兩手上都長出大片的黑色瘡疤，有些傷口還會滲出黏稠的黏液。

過去也曾經因為血管嚴重堵塞而接受繞道手術，身上裝著三根支架。因為我罹患非常嚴重的糖尿病，可能活不久了。

認識蕭院長之後，我嘗試使用「**矯正代謝力**」輔助治療，因為疾病頗為嚴重，蕭院長特別商請代謝科——李天行醫師親自協助治療與監控；李醫師是國內糖尿病泰斗何橈通醫師（前榮總新陳代謝科主任、內科部主任，前陽明醫學院院長，前榮總醫學研究部主任）的得意門生，擔任榮總新陳代謝科醫師多年，目前擔任淡水竹圍鴻恩醫院的院長。

之前，我已經在榮總與台大醫院治療二十年以上，每天必須施打四次胰島素，總劑量高達七十四單位。從二〇一三年六月二日開始，轉到竹圍鴻恩醫院接受李天行醫師的治療，同時配合「**代謝技術**」作為輔助治療。

一星期過去，我的血糖立刻明顯下降，不到十天，胰島素已可減少至每天五十單位，體力、精神與臉上的膚色明顯好轉。一個月後，我的臉上出現健康的紅潤膚色，精神、情緒變得非常好，而且每天只要施打四十單位的胰島素，血糖持續明顯改善！

我的身體終於能夠重新「正常運用熱量」。「代謝技術」的輔助治療有效改善了胰島素阻抗，身體也能正常運用能量，開始明顯好轉，許多朋友看到我都嚇一跳，直呼：「怎麼可能？才短短時間沒見到你，簡直變一個人！」

我維持這樣合併輔助治療的模式大約兩個月，每天施打四十單位的胰島素，血糖持續改善，從前我的飯前血糖約一百八十七、飯後血糖三百一十一；如今下降至飯前血糖一百一十一、飯後血糖一百八十四，糖化血色素（代表三個月的血糖平均值）從七．六降為六．六，而且胰島素從原本的三十．五降為十九．九。（以上為聯合檢驗中心檢驗報告結果）

到了第三個月，胰島素施打的劑量已經可以降至每天十二單位，李天行醫師特別開立延遲胰島素代謝的藥物，來支持治療效果；只是因為使用這項藥物才一星期後，就開始出現低血糖現象（蕭院長與李醫師的判斷是：血糖已經維持很正常，施打胰島素加上延遲胰島素代謝會導致血糖過低），經李醫師同意把胰島素完全停掉！

我終於可以不用再打胰島素了，而且血糖更正常，顛覆現代醫學的糖尿病治療方法！

由於胰島素完全停止施打，第四個月的血液檢驗報告，血中胰島素已經下降為八・四，血糖幾乎都維持在八十至九十之間，飯後血糖幾乎都在一百一十至一百五十之間，聯合檢驗中心的報告也顯示，我的糖化血色素已經降至六・三。

從未想過這個不可思議的改變，藉由「代謝技術」的輔助，讓我找回健康人生。

附錄二

參考文獻

- The Glycemic Index–Physiological Mechanism Relating to Obesity, Diabetes, and Cardiovaccular Disease. David . Ludwig, MD, PhD JAMA, May 8.2002-Vol 287, N0 18.
- Insulin resistance:A Chicken That Has Come to Roost Gerald M Reaven Standford University School of Medicine.
- Metabolic Syndrome:A tug-of war with no winner Daniel S Brotman and John P Girod Cleveland Clinic Journal of Medicine, Dec.2002.Vol 6912, 990-994.
- High glycemic food, Overeating and Obesity Ludwig DS, Majzoub JA, Al-Zahrani, dallal GE, Blabco I, Roberts SB, Pediatric 1999; 103; E261-E266.
- Rethinking leptin and insulin action:Therapeutic opportunities for diabetes Yildiz BO, Haznedaroglu IC. Endocrinology and Metabolism Unit,Department of Internal Medicine, Hacettepe University Faculty of Medicine, Ankara, Turkey.
- Insulin resistance,role of leptin and leptin receptor Shintani M, Ogawa Y, Nakao K. Department of Medicine and Clinical Science, Kyoto University Graduate School of Medical.

• Control of energy homeostasis and insulin action by adipocyte hormones:leptin,acylation stimulating protein and adiponectin. Havel PJ. Department of Nutrition, University of California, Davis, California 95616, USA.

• Roles of leptin receptor/STAT3-dependent and independent signals in regulation of glucose homeostasis Bates SH, Kulkarni RN, Seifert M, Myers MG Jr. Division of Metabolism,Endoctinology and Diabetes, Department of Internal Medicine, University of Michigan, Ann Arbor, Michigan 48109 USA.

• Leptin improves insulin resistance and hyperglycemia in mouse model of type 2 diabetes Toyoshima Y, Gavrilova O, Yakar S, Jou W, Pack S, Asghar Z, Wheeler MB, LeRoith D. Diabetes Branch, Natuional Institute of Diabetes and Digestive and Kidney Disease, Room 8D12, Building 10, MSC 1758, National Institutes of Health, Bethesda, Maryland 20892-1758, USA.

• Insulin and leptin resistance with hyperglycemia in mice lacking androgen receptor Lin HY, Xu O, Yeh S, Wang RS, Sparks JD, Chang C. Department of Pathology, Urology, Radiation Oncology, and the Cancer Center, 601 Elmwood Ave, Box 626, Rochester, NY 14642 USA.

- Androgen receptor null male mice develop late-onset obesity caused by decreased energy expenditure and lipolytic activity but show normal insulin sensitivity with high adiponectin secretion Fan W, Yanase T, Nomura M, Okabe T, Goto K, Sato T, Kawano H, Kato S, Nawata H. Department of Medicine and Bioregulatory Science, Graduate School of Medical Science, Kyushu University, Maidashi 3-1-1, Higashi-ku, Fukuoka,812-8582 Japan.Changes in glycemia by leptin administration or high-fat feeding in rodent models of obesity/type2 diabetes suggest a link between resistin expression and control of glucose homeostasis Asensio C, Cettour-Rose P, Theander-Carrillo C, Rohner-Jeanrenaud F, Muzzin P Department of Cell Physiology and Metabolism,University Medical Center, University of Geneva 4, Switzerland.

- Regulation of resistin expression and circulating levels in obesity,diabetes,and fasting Rajala MW, Qi Y, Patel HR, Takahashi N, Banerjee R, Pajvani UB, Sinha MK, Gingerich RL, Scherer PE, Ahima RS. Department of Cell Biology and Diabetes Research and Training Center, Albert Einstein College of Medicine, Bronx, New York, USA.

- Pituitary resistin gene expression:effects of age,gender and obesity Morash BA, Ur E, Wiesner G, Roy J, Wilkinson M. Department of Obstetrics and Gynaecology,Division of Endocrinology and Metabolism, Faculty of Medicine, Dalhousue University, Halifax, Nova Scotia, Canada.

- Metabolic consequences of physical inactivity Biolo G, Ciocchi B, Stulle M, Piccoli A, Lorenzon S, Dal Mas V, Barazzoni R, Zanetti M, Guarnieri G. Department of Clinical,Morphological,andTechnological Sciences, Division of Internal Medicine, University of Trieste, Trieste, Italy.

- Role of glucocorticoids in physiopathology of excessive fat deposition and insulin resistance Asensio C, Muzzin P, Rohner-Jeanrenaud F. Laboratory of Metabolism, Department of Internal Medicine, Department of Cell Biology and Metabolism, Faculty of Medicine, University of Geneva, Swizerland.

• Effects of weight loss in obese subjects with normal fasting plasma glucose or impaired glucose tolerance on insulin release and insulin resistance according to a minimal model analysis Yoshida Y, Hashimoto N, Tokuyama Y, Kitagawa H, Takahashi K, Yagui K, Kanatsuka A, Bujo H, Higurashi S, Miyazawa S, Yoshida S, Saito Y.Department of Clinical Cell Biology, Graduate School of Medicine, Chiba University, Chiba Japan.

• Inhibition of Triglyceride Synthesis as a Treatment Strategy for Obesity Lessons from DGAT1-Deficient Mice Hubert C.Chen, Robert V, Farese, Jr From the Department of Medica; Sciences(H.C.C), Amgen Inc, Thousand Oaks; the Gladstone Institute of Cardiovascular Disease(R.V.F), University of Califprnia, San Francisco Correspondence to Dr Robert V, Farese, Jr, Gladstone Institute of Cardiovascular Disease, 1650 Owens St, San Francisco, CA 94158.

• Glucose tolerance, insulin secretion, and insulin in nonobeses and obese Japanese subjects Matsumoto K, Miyake S, Yano M, Ueki Y, Yamaguchi Y, Akazawa S, Tominaga Y. Department of Internal Medicine, Sasebo Chuou Hospital, Sasebo City, Japan.

- Serum leptin levels in female patients with NIDDM Haque Z, Rahman MA. Department of Biochemistry, Ziauddin Medical University, Karachi, Pakistan.

- Insulin resistance patients with type 2 diabetes mellitus have highder serum leptin levels independently of body fat mass Fischer S, Hanefeld M, Haffner SM, Fusch C, Schwanebeck U, Kohler C, Fucker K, Julius U. Institute of Clinical Metabolic Research, Medical Faculty Carl Gustav Carus, University of Technology Dresden, Fetscherstrasse 74, 01307 Dresden, Germany.

- Effect of leptin on insulin sensitivity in the Otsuka Long-Evans Tokushima Fatty rat. Mizuno A, Murakami T, Doi T, Shima K. Department of Laboratory Medicine, School of Medicine, The University of Tokushima, Kuramotocho 3-chome, 7708503, Tokushima, Japan.

- Plasma leptin and insulin in C57BI/6J mice on a high-fat diet:relation to subsequent changes in body weight. Ahren B. Department of Medicine, Lund University, Maimo, Sweden.

- Regulation of plasma leptin in mice:influence of age, high-fat diet, and fasting Ahren B, Mansson S, Gingerich RL, Havel PJ. Department of Medicine, Lund University, Maimo, Sweden.
- Development of high fat diet-induced obesity and leptin resistance in C57BI/6J mice Lin S, Thomas TC, Storlien LH, Huang XF. Metabolic Research Center, Department of Biomedical Science, University of Wollongong, NSW 2522, Australia.
- Relationship between insulin sensitivity and plasma leptin concentration in lean and obese men. Segal KR, Landt M, Klein S. Department of Pediatrics, Cornell University Medical College, New York 10021 USA.
- Adiponectin and adiponectin receptors in insulin resistance, diabetes and metabolic symdrome Takashi Kadowaki, Toshimasa Yamauchi, Naoto Kubota, Kazuo Hara, Kohjiro Ueki and Kazuyuki Tobe Department of metabolic disease, Graduate school of medicine, University of Tokyo, Tokyo, Japan.

相關參考推薦書目

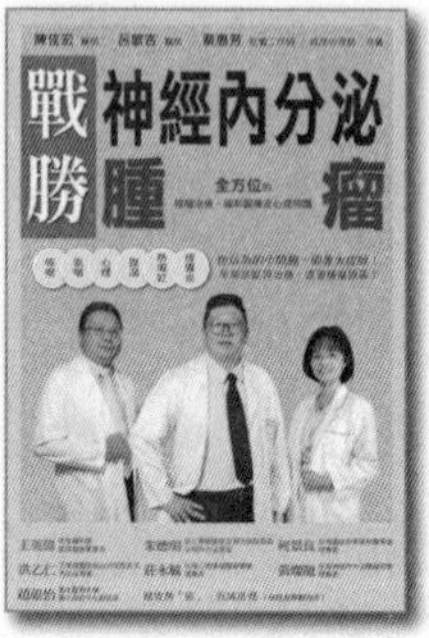

《戰勝神經內分泌腫瘤：全方位的積極治療、緩和醫療及心理照護》

作者：陳佳宏 醫師、呂敏吉 醫師、蔡惠芳 社會工作師／諮商心理師

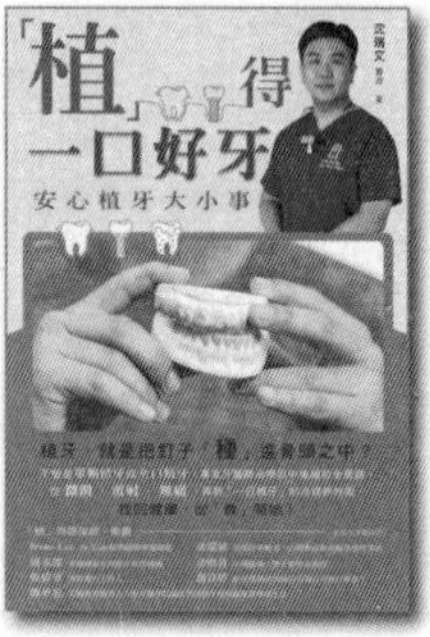

《「植」得一口好牙：安心植牙大小事》

作者：沈瑞文 醫師

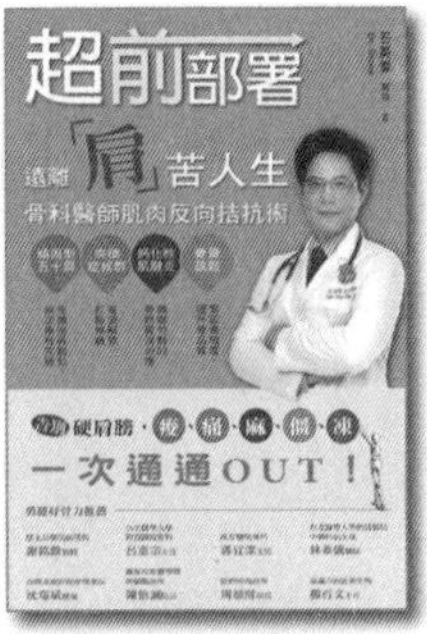

《超前部署！遠離「肩」苦人生，骨科醫師的肌肉反向拮抗術》

作者：石英傑 醫師

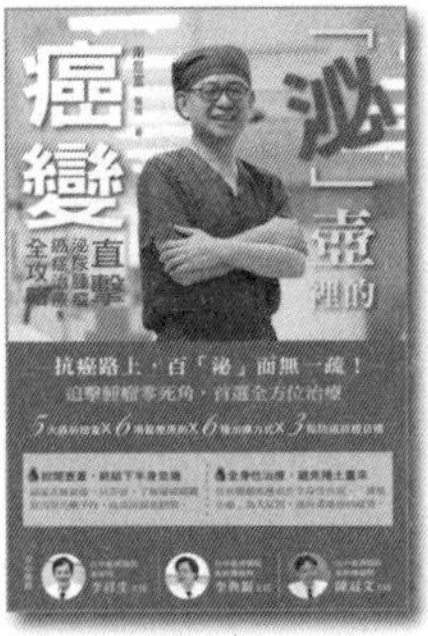

《「泌」壺裡的癌變：直擊泌尿腫瘤，癌症治療全攻略》

作者：謝登富 醫師

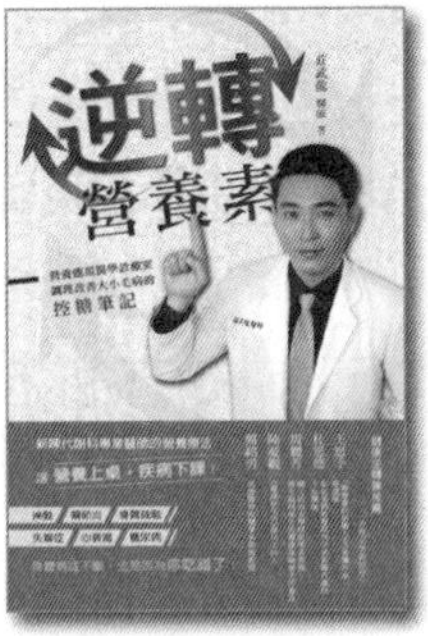

《逆轉營養素：營養應用醫學診療室，調理、改善大小毛病的控糖筆記》

作者：莊武龍 醫師

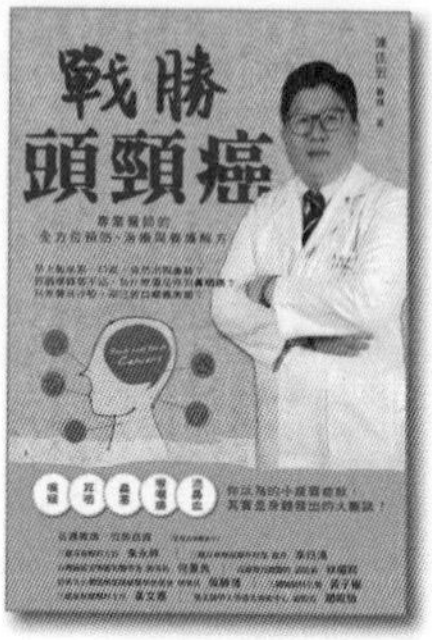

《戰勝頭頸癌：專業醫師的全方位預防、治療與養護解方》

作者：陳佳宏 醫師

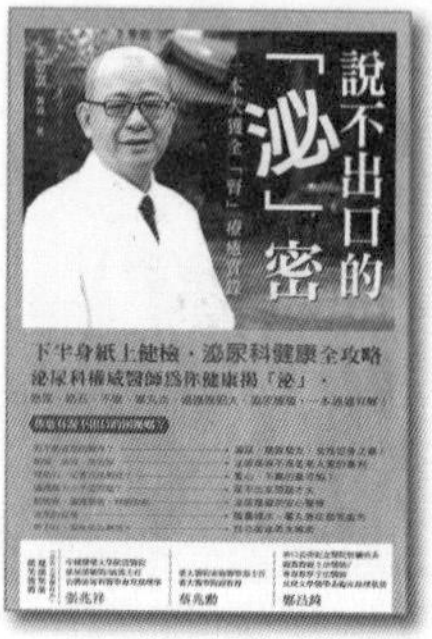

《說不出口的「泌」密：一本大獲全「腎」療癒實錄》

作者：謝登富 醫師

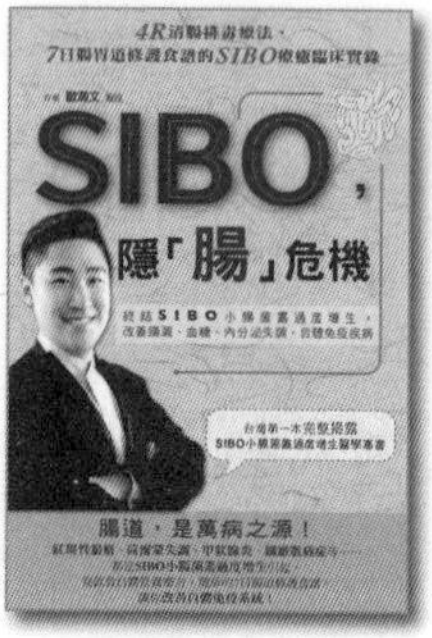

《SIBO，隱「腸」危機：終結SIBO小腸菌叢過度增生，改善腸漏、血糖、內分泌失調、自體免疫疾病》

作者：歐瀚文 醫師；文字協力：賀菡懿 營養師

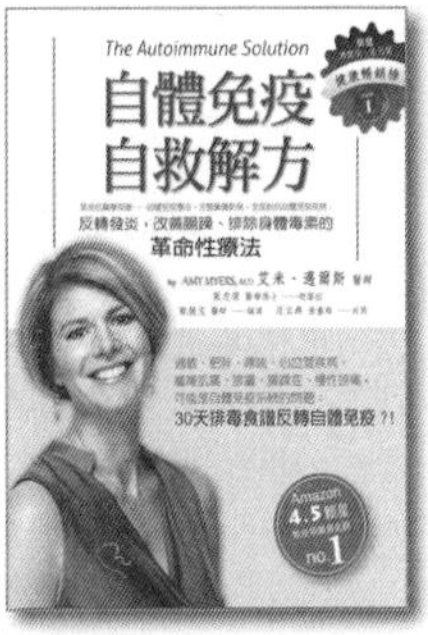

《自體免疫自救解方：反轉發炎，改善腸躁、排除身體毒素的革命性療法》
作者：艾米．邁爾斯（AMY MYERS, M.D.）；
總審訂：歐忠儒 醫學博士；編譯：歐瀚文 醫師

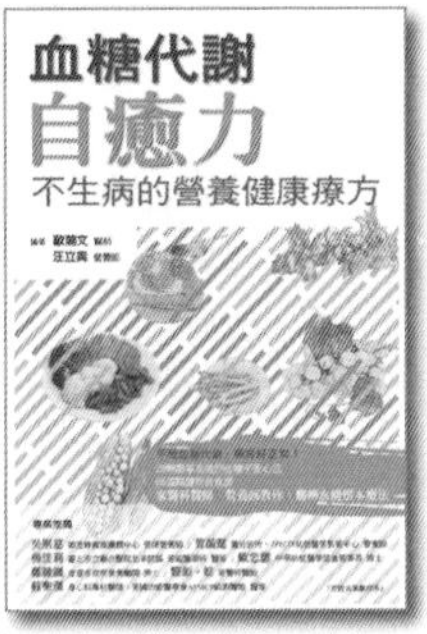

《血糖代謝自癒力：不生病的營養健康療方》
編著：歐瀚文 醫師、汪立典 營養師

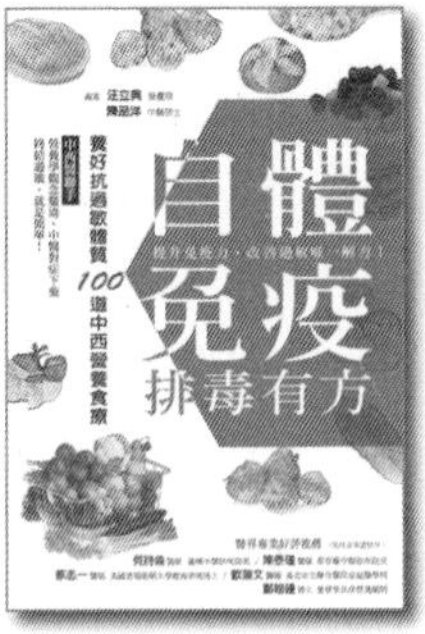

《自體免疫排毒有方：養好抗過敏體質100道中西營養食療》
編著：汪立典 營養師、陳品洋 中醫博士

國家圖書館出版品預行編目 (CIP) 資料

矯正代謝力 : 遠離三高、糖尿病、代謝症候群 / 蕭慎行作 .
-- 第一版 . -- 臺北市 : 博思智庫 , 民 109.10 面 ; 公分
ISBN 978-986-99018-3-3(平裝)
1. 新陳代謝疾病 2. 保健常識 3. 減重

415.59 109010107

美好生活 33

矯正代謝力

遠離三高、糖尿病、代謝症候群

作　　者 | 蕭慎行
主　　編 | 吳翔逸
執行編輯 | 陳映羽
美術主任 | 蔡雅芬

發 行 人 | 黃輝煌
社　　長 | 蕭艷秋
財務顧問 | 蕭聰傑
出 版 者 | 博思智庫股份有限公司
地　　址 | 104 台北市中山區松江路 206 號 14 樓之 4
電　　話 | (02) 25623277
傳　　真 | (02) 25632892

總 代 理 | 聯合發行股份有限公司
電　　話 | (02)29178022
傳　　真 | (02)29156275

印　　製 | 永光彩色印刷股份有限公司
定　　價 | 280 元
第一版第一刷　西元 2020 年 10 月

ISBN 978-986-99018-3-3

博思智庫股份有限公司
博思智庫粉絲團　Facebook.com/broadthinktank